DE

LA GROSSESSE

au point de vue de son influence

SUR LA

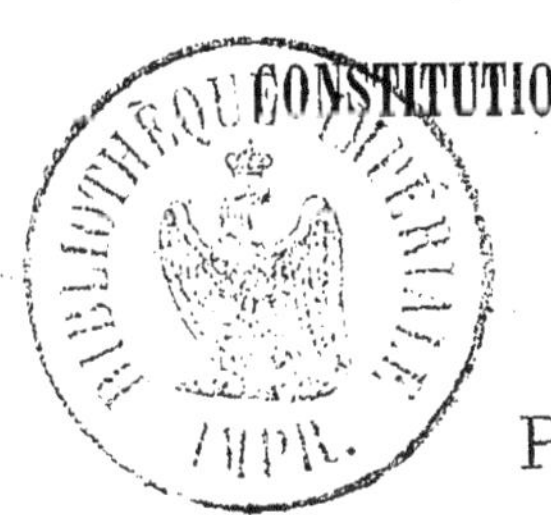

CONSTITUTION PHYSIOLOGIQUE ET PATHOLOGIQUE

DE LA FEMME

PAR TH. DAVID

DOCTEUR EN MÉDECINE

MEMBRE DE LA SOCIÉTÉ DE THÉRAPEUTIQUE EXPÉRIMENTALE DE FRANCE

L'époque la plus intéressante de la vie de la femme est celle de ses souffrances et de ses dangers.

(MOREAU, de la Sarthe.)

PARIS

J.-B. BAILLIÈRE ET FILS

LIBRAIRES DE L'ACADÉMIE IMPÉRIALE DE MÉDECINE

Rue Hautefeuille, 19

LONDRES — HIPP. BAILLIÈRE | MADRID — C. BAILLY-BAILLIÈRE | NEW-YORK — BAILLIÈRE BROTHERS

LEIPZIG, E. JUNG-TREUTTEL, 10, QUERSTRASSE

1868

INTRODUCTION

« Un des faits caractéristiques de la période médicale actuelle, c'est l'alliance de la pathologie avec la physiologie, c'est la substitution de la physiologie pathologique aux hypothèses plus ou moins ingénieuses, mais exceptionnellement vérifiées, à l'aide desquelles on s'efforçait naguère de théoriser les maladies ; c'est la science mise à la place de la fantaisie » (1).

L'étiologie et la physiologie pathologique sont les bases sur lesquelles doit s'appuyer la médecine moderne, si elle veut marcher d'un pas assuré dans la voie du progrès. Que m'importe de constater tel ou tel symptôme ? Si je ne sais l'interpréter, je ne saurais le traiter. Ce qui fait la gravité d'une maladie, c'est la cause qui la produit ; la lésion anatomique locale, qui se manifeste, n'est que secondaire. En effet, la lésion ne peut disparaître que lorsque la cause a cessé d'agir.

Dès que nous avons constaté la lésion d'un organe, nous devons aller plus loin et chercher par quelles lois de physiologie pathologique l'organe a été lésé, quelle est la perturbation fonctionnelle qui a marqué le début de la maladie. Est-ce à dire qu'on peut toujours remonter à cette cause de la maladie ? Non, assurément ; car dans notre économie tout est mystère et merveille comme dans notre destinée ; mais il est souvent possible, par une connaissance sérieuse de la

(1) Parrot.— Archiv. gén. de méd., 1866.

physiologie, d'arriver à une interprétation rationnelle des faits soumis à notre observation. La cause essentielle, primitive de toutes les maladies, ayant lieu dans la modification intime et moléculaire de l'organisme, nous échappe constamment; et il serait aussi insensé de la rechercher, qu'il est indispensable de connaître les causes prochaines ou immédiates des diverses maladies.

Nous sommes donc obligés de remonter péniblement des phénomènes à leurs principes secondaires; nous observons les effets, nous les comparons, nous les analysons pour induire, juger et conclure ensuite. L'observation et la raison doivent surtout nous guider en médecine; mais, si nous devons rejeter ces théories purement de fantaisies et ne reposant que sur des hypothèses plus ou moins ingénieuses, nous n'en devons pas moins avoir une doctrine.

Le scepticisme est le plus déplorable des systèmes. En médecine, comme dans toutes les sciences, l'erreur a eu ses avantages; elle a contribué à faire progresser la science, lorsqu'elle s'est formulée en théorie. Elle a en effet soulevé des contradicteurs, des chercheurs infatigables, et l'on est arrivé ainsi à découvrir bien des vérités.

Dans ce siècle de liberté scientifique, on n'a pas à craindre les fausses théories, on doit plutôt craindre le scepticisme, l'absence de toute doctrine. Cette tendance malheureuse des esprits d'aujourd'hui, qui se bornent à tout nier, tout détruire, sans rien établir, produit les plus déplorables résultats. Le médecin, en particulier, perd la confiance générale, et on voit la superstition et le chalatanisme dominer en maîtres le monde. Il est cependant incontestable que la médecine aujourd'hui est dans la voie du progrès. L'étude, de plus en plus approfondie, de la physiologie normale nous conduira à la connaissance complète de la physiologie pathologique; aussi les sarcasmes des détracteurs de la médecine sont maintenant rares et d'ailleurs sans portée.

Qu'on me pardonne d'entrer dans ces considérations générales, tout à fait en dehors de mon sujet. Mais pourquoi ne me serait-il pas permis de répéter ici ce que tant d'autres ont dit avant moi : ce qui peut paraître banal et n'en est que plus vrai? Ne convient-il pas du reste, dans une première œuvre, d'indiquer la direction que l'on a donnée à son esprit par ses premières études et celle que l'on suivra plus tard dans sa carrière scientifique?

Cela dit, je me hâte d'entrer dans mon sujet : je me suis proposé d'étudier l'influence de la grossesse sur l'organisation de la femme.

Dans aucune époque de la vie, la femme n'offre un intérêt plus profond et plus général que pendant la gestation. «Quelle touchante position! Elle se rattache aux intérêts de la société, à l'espoir et au bonheur d'une famille. On aime surtout à voir les peuples de l'antiquité faire de la femme enceinte l'objet d'un saint respect, de la vénération publique et quelquefois même d'un culte religieux, consacré par des usages particuliers» (1).

(1) Dr Menville de Ponsan. Histoire philosophique et médicale de la femme. Paris, 1858.

Mais pourquoi faut-il que cet état soit le prix d'une suite d'incommodités ? Et pourquoi sommes-nous ici réduits à envier le sort des animaux, chez lesquels la grossesse n'est suivie en général d'aucune des conséquences fâcheuses que nous rencontrons trop souvent dans l'espèce humaine ?

Je ne voudrais pas me hasarder à résoudre cette question, qui du reste n'offre qu'un intérêt secondaire et m'entraînerait beaucoup trop loin. Cependant nous trouvons dans la Genèse (livre très-philosophique, en même temps qu'inspiré) une explication, qui n'en est peut-être pas une pour bien des personnes, mais qui, d'après moi, ne manque pas de justesse et de vérité.

Dieu a dit à la femme, qui avait goûté à l'*arbre de la science du bien et du mal* : « Tu enfanteras dans la douleur. » Cette allégorie (1) me paraît résoudre la question. En effet, c'est la vie sociale, ce sont les habitudes de notre civilisation, qui ont rendu la femme sujette à tous ces maux. Nous voyons, encore aujourd'hui, les femmes des peuples sauvages accoucher presque sans douleurs et sans accidents, tandis que les femmes des nations civilisées sont précisément celles qui éprouvent des accidents fâcheux dans leurs couches. De même nos austères et robustes paysan-

(1) Nous savons que l'Ancien et le Nouveau Testament, comme tous les ouvrages venus d'Orient, sont remplis d'allégories. Cela tient au développement excessif de l'imagination chez ces peuples, qui ne savent parler que par images et figures plus ou moins hasardées. Du reste, pour le passage cité, que je traite d'allégorie, je me trouve parfaitement d'accord avec les Pères de l'Église, et entre autres saint Jérôme.

nes sont beaucoup plus souvent exemptes des accidents de la délivrance, que nos femmes des villes, qui néanmoins sont entourées de beaucoup plus de soins et de précautions.

Et voilà comment s'accomplit cette parole de la Genèse ; les unes ont goûté à l'*arbre de la science* et enfantent dans la douleur, les autres ne vivent que *des fruits de l'ignorance* et se délivrent avec la plus grande facilité.

Nos maladies naissent successivement des progrès de la civilisation, dont l'influence modifie insensiblement notre organisation primitive. « Tout est bien, s'écrie l'éloquent J.-J. Rousseau, en sortant des mains de l'auteur des choses, tout dégénère entre les mains de l'homme. »

Quoi qu'il en soit de cette explication, qui, pour avoir quelque valeur, aurait besoin de grands développements, je passe outre, la livrant aux méditations de ceux qui ont le loisir d'y trouver quelque intérêt. Ce n'est pas ici le lieu de battre les sentiers étroits et ardus de l'hypothèse, je préfère rester dans la voie commune et plus sûre des réalités incontestables.

Etudier l'influence de la grossesse sur la constitution de la femme, c'est étudier presque tout ce qu'offre la femme d'intérêt, de spécial pour la médecine. « Propter solum uterum mulier id est quod « est, » a dit Van Helmont. La reproduction de l'espèce, en effet, semble dominer toutes les fonctions de la femme ; il semble que toute sa vie se résume dans cette seule fonction.

On ne peut s'imaginer, dit Mayer, à quel point le cerveau et les autres organes sont sous la dépendance de l'utérus ; toute l'économie en est plus ou moins influencée.

C'est assez dire par là combien le sujet que nous avons entrepris est vaste; aussi devons-nous nous imposer des limites et n'avoir la prétention que de poser les jalons d'une question, qui mériterait bien d'autres développements et surtout une expérience plus complète que la nôtre.

Après avoir étudié les modifications anatomiques et physiologiques que la grossesse impose à la femme devenue mère, nous étudierons les modifications pathologiques, c'est-à-dire, les prédispositions maladives qui en sont la conséquence. Nous négligerons de parler des accidents propres à la grossesse, notre intention étant surtout de faire voir l'influence que la gestation imprime à la constitution générale de la femme et à la marche des diverses maladies qui peuvent l'atteindre. En d'autres termes, ce n'est pas une étude de la grossesse que nous avons l'intention de faire, mais seulement une étude des conséquences qu'elle entraîne avec elle.

Personne, mieux que moi, ne reconnaît l'insuffisance et l'imperfection de ce travail; mais qu'on tienne compte de ma bonne volonté, de mes recherches consciencieuses, de mon inexpérience, et enfin du désir que j'ai de chercher toujours à m'instruire par un travail constant et une observation continuelle.

DE

LA GROSSESSE

AU POINT DE VUE DE SON INFLUENCE

SUR LA

CONSTITUTION PHYSIOLOGIQUE ET PATHOLOGIQUE DE LA FEMME

PREMIÈRE PARTIE

TRANSFORMATION PHYSIOLOGIQUE DE LA FEMME DEVENUE MÈRE.

« L'amour n'est qu'un épisode dans la vie de l'homme; c'est l'histoire toute entière de la vie de la femme. »

(Mme DE STAEL.)

Dans l'étude des modifications physiologiques que la maternité impose à la femme, nous avons à distinguer une *transformation physique*, c'est-à-dire, au point de vue des diverses fonctions de l'organisme, et une *transformation morale*, ou *psychique*, c'est-à-dire, au point de vue des fonctions intellectuelles.

Ce sera le sujet de nos deux premiers chapitres, auxquels nous ne donnerons que de trop courts développements, car nous devons nous réserver pour l'étude de la seconde partie, qui me paraît plus pratique et par suite plus intéressante.

CHAPITRE I.

TRANSFORMATION PHYSIQUE.

L'influence que les fonctions reproductrices ont sur l'organisation de la femme est telle, que Richerand a eu raison de dire dans son traité de physiologie : « La reproduction de l'espèce est pour la femme l'objet le plus important de la vie ; c'est presque la seule destination à laquelle la nature semble l'avoir appelée et le seul devoir qu'elle ait à remplir dans la société. »

La femme devenue mère doit donc éprouver des modifications très-nombreuses et que nous retrouverons dans tous les organes, dans toutes les fonctions; l'utérus retentit sur tout l'organisme. Au point de vue *anatomique* d'abord, au point de vue *fonctionnel* ensuite, la grossesse laisse des traces indélébiles de son passage, qui tantôt sont favorables, tantôt sont nuisibles à la constitution de la femme.

Nous allons les passer successivement en revue, négligeant toutes les modifications inhérentes à la grossesse et qui disparaissent avec elle, pour ne nous occuper que des changements qui persistent et présentent une certaine importance physiologique.

Nous terminerons ce chapitre en résumant *le résultat général* de la grossesse sur l'organisation féminine.

§ I. — *Modifications anatomiques.*

1° *Organes sexuels.* — C'est ici surtout que nous allons constater de nombreuses et importantes modifications anatomiques, distinguant la femme-mère de celle qui n'a jamais été enceinte.

L'anneau vulvaire, dont l'étroitesse et l'élasticité sont l'apanage de la virginité, oppose à la sortie de la tête fœtale une résistance quelquefois insurmontable; aussi il arrive souvent qu'il est rompu pendant l'accouchement et il perd ainsi toute son élasticité. « On voit alors les parois vaginales antérieures et postérieures se présenter à l'orifice vulvaire et proéminer sous la forme de tumeurs plissées et ridées dès que la malade tousse, ou fait un effort. C'est là une circonstance qui prédispose à la chute du vagin, au rectocèle ou au cystocèle, et même au prolapsus utérin » (1).

Avant que la menstruation soit établie, l'utérus a une structure très-ferme ; les vaisseaux et les nerfs qu'il renferme sont uniquement destinés à sa nutrition ; c'est la période du *sommeil utérin*. De même les ovaires sont petits, pâles et témoignent d'une inaction évidente.

La puberté s'établit, c'est le *réveil utérin;* cette nouvelle fonction s'annonce par des modifications anatomiques. Les vaisseaux se gonflent et donnent passage à une quantité plus grande de sang ; de telle sorte que la nutrition de l'organe est suractivée.

Jusqu'ici néanmoins les organes sexuels de la femme ont été condamnés au mutisme le plus complet ; mais plus tard, lorsque les rapports sexuels ont eu lieu, la conception et la grossesse viennent imprimer à la matrice des modifications autrement importantes. Il

(1) Richet. — Anatomie chirurgicale.

y a dans l'organe un surcroît d'activité fonctionnelle, le sang y afflue en quantité considérable, le tissu utérin perd sa densité spéciale, l'entrelacement des fibres devient apparent, le calibre des vaisseaux augmente d'une façon remarquable, les nerfs eux-mêmes semblent hypertrophiés.

Après l'accouchement, ces modifications perdent de leur importance, mais la matrice ne revient jamais à son état primitif, et chaque nouvelle grossesse vient en augmenter les changements. Les vaisseaux deviennent tortueux, leurs parois restent plus épaisses et leur calibre plus considérable. Les nerfs, au rapport de certains auteurs, sont aussi tortueux et restent volumineux. Le tissu ne reprend pas sa densité première et souvent l'hypertrophie de l'utérus se produit consécutivement à plusieurs grossesses.

Le volume de la matrice reste agrandi, et, pour ne parler que de son diamètre longitudinal, nous trouvons en moyenne (1) :

1° Chez les vierges	45	millim.
2° Chez les nullipares	55	—
3° Chez les femmes ayant eu des enfants	61	—

Ces chiffres sembleraient prouver que la parturition et le coït augmentent la capacité de la cavité utérine. « On serait donc fondé à dire que, toutes choses égales d'ailleurs, l'abondance de la menstruation devant être en raison de la capacité de la matrice, cette fonction doit être en général moindre chez les vierges que chez

(1) Richet. — Anatomie chirurgicale.

les femmes mariées, et parmi ces dernières plus considérable chez celles qui ont eu des enfants. D'où il résulte enfin cette conséquence, c'est qu'on a raison de conseiller le mariage aux jeunes filles dont la menstruation s'établit difficilement, comme devant déterminer le développement de cette importante fonction » (Richet). Quoique cette opinion du savant professeur de la Faculté nous paraisse juste et logique, nous ne pouvons l'admettre qu'avec des restrictions nombreuses. Du reste nous aurons à revenir plus tard sur cette question, et je réserve pour ce moment les réflexions qu'elle mérite.

Pour en terminer avec les modifications anatomiques des organes sexuels, je ne saurais mieux faire que de reproduire le passage suivant de l'ouvrage de M. Courty, L'auteur du remarquable *Traité des maladies de l'utérus* résume ainsi les différences, qui existent entre l'utérus nullipare et l'utérus multipare :

« *Extérieurement*, l'utérus multipare a une situation moins fixe, une position moins élevée, une variabilité d'inclinaison, ou d'incurvation plus marquée que l'utérus nullipare. Ses deux faces et son bord supérieur sont plus bombés. La portion vaginale du col est moins conique et moins allongée. L'orifice est une fente plus longue, à lèvres inégales et échancrées, se laissant entr'ouvrir et pénétrer par la phalange unguéale du doigt, qui pratique le toucher. L'utérus est plus volumineux. Tous ses diamètres ont augmenté, surtout le longitudinal. L'accroissement de volume et particulièrement de longueur a porté sur le corps plus que sur le col. Les parois de l'organe ont acquis plus d'épaisseur. »

« *Intérieurement*, la cavité du corps s'est agrandie, elle a changé de forme; ses bords, au lieu d'être convexes, sont devenus concaves. Les angles supérieurs ne sont plus infundibuliformes. L'abouchement des trompes est plus large. La cavité du col est proportionnellement moins longue, elle est un peu plus large. Son orifice interne est plus ouvert et laisse pénétrer plus facilement un cathéter (1). L'axe des deux cavités est moins souvent incurvé en avant, et s'il présente, comme il n'est pas rare de le rencontrer, une courbure antérieure, postérieure ou latérale, à moins d'adhérences ou de quelque autre état morbide, il se laisse redresser plus aisément par l'introduction de cet instrument explorateur. »

2° *Modifications anatomiques des autres organes.*

Foïe. — L'état graisseux de cet organe chez les femmes enceintes a été bien constaté par MM. Blot et Tarnier; mais cet état est encore mal connu dans ses causes et sa signification, nous ne pouvons nous y arrêter plus longtemps.

Cœur. — Cet organe serait hypertrophié, d'après M. Larcher. Cette hypertrophie coïncidant avec l'hypertrophie utérine est en rapport avec l'activité de la circulation et la force formatrice de l'état de grossesse. D'après le même auteur, c'est le ventricule gauche qui seul serait normalement hypertrophié.

(1) Néanmoins, si la sonde utérine traverse trop facilement l'isthme utérin, on doit craindre un état maladif de l'organe, car cet orifice serait, dans ce cas, trop relâché.

Nous verrons cette modification anatomique avoir des conséquences physiologiques et pathogéniques, qui ont été très-bien étudiées par M. Larcher dans un mémoire présenté à l'Académie des sciences, en 1857.

Sang. — Les altérations du sang pendant la grossesse sont bien connues; nous ne faisons que les signaler ici, parce que ces altérations peuvent avoir une grande influence sur la santé ultérieure de la femme, si elles persistent trop longtemps après la gestation, ou si elles ont été portées à un degré trop avancé.

Diminution des globules rouges et augmentation des globules blancs (leucocytose);

Albumine à peu près normale;

Augmentation de la fibrine;

Augmentation de l'eau.

En outre on constate quelquefois une augmentation de l'urée (urémie), qui semble coïncider avec la présence de l'albumine dans les urines (albuminurie).

Il y aurait donc une prédominance marquée de l'albumine relativement aux globules rouges; or, d'après M. Gubler, cette superalbuminose sanguine *relative* serait la cause déterminante habituelle de l'albuminurie gravidique. Cette opinion est basée sur les expériences de M. Claude Bernard, qui prouvent qu'un excès d'albumine dans le sang est suivi d'albuminurie.

Quoi qu'il en soit de cette théorie, qu'on ne peut admettre exclusivement, on peut dire que les causes de l'albuminurie sont complexes. L'inaptitude à l'assimilation du produit albumineux doit aussi jouer un certain rôle dans la pathogénie de cette affection. On a enfin attribué l'albuminurie à l'urémie d'abord, puis au carbonate d'ammoniaque, qui se trouvait dans le sang; mais ces théories sont tombées devant les expériences négatives de M. Claude Bernard. Schottin croit que le principe toxique provient de matières extractives qui accompagneraient l'urée, resteraient dans le sang et y produiraient un empoisonnement, que M. Gubler appelle *urinémie*. Cette nouvelle théorie peut être vraie et demande à être confirmée par d'autres expérimentateurs.

Peau. — La peau du ventre, qui a été fortement distendue par l'utérus gravide, présente des éraillures connues sous le nom de vergetures. Elles forment des lignes courbes parallèles à convexité tournée vers les aines et le pénil. Ces vergetures sont très-abondantes chez certaines femmes, tandis qu'elles existent à peine chez d'autres; elles s'effacent un peu avec le temps, bien rarement elles disparaissent entièrement. On les voit surtout vers les parties inférieures du ventre, elles se propagent assez souvent vers la partie supérieure et interne des cuisses; j'ai même vu une femme n'en présenter qu'à cette dernière partie, tandis que la peau du ventre était parfaitement lisse et intacte.

Il est un autre accident, du côté de la *paroi abdominale*, qui offre plus de gravité; car, outre qu'il prive la femme de cette régularité des formes physiques, dont elle doit se montrer jalouse, il l'expose à certains dangers. « Il reste souvent, dit Cazeaux, sur la ligne médiane et par suite de l'écartement si considérable des fibres aponévrotiques, une tumeur oblongue, une espèce d'éventration, surtout marquée pendant les efforts. A chaque nouvelle grossesse, cette éventration devient de plus en plus considérable et finit parfois par constituer une véritable infirmité, qui oblige la femme à porter un bandage. »

La peau est modifiée d'une manière générale par une accumulation de pigment sur diverses parties. La figure des femmes, suivant l'expression vulgaire, est hâlée, quelquefois à un tel point, qu'on a appelé cette lésion le masque des femmes enceintes. Ces taches pigmentaires ne disparaissent pas toujours, au grand désespoir des femmes qui en sont atteintes.

Seins. — La mamelle s'hypertrophie, se gonfle, le mamelon brunit, l'aréole brunit aussi et s'agrandit. Enfin la mamelle passe par d'autres transformations en rapport avec la nouvelle fonction, qu'elle est appelée à remplir, la lactation ; mais nous n'avons pas à en parler.

§ II. — *Modifications fonctionnelles.*

L'influence exercée par les modifications anatomiques du système utérin et par les sympathies qu'éveille la gravidité de l'utérus, ne peut être mise en doute par personne.

Toutes les fonctions de l'organisme en sont plus ou moins atteintes, quoique cet état de trouble général, qui constitue la grossesse, ne puisse être considéré comme un état morbide. Cependant il arrive quelquefois que ces malaises temporaires s'exagèrent, se prolongent trop longtemps et ils méritent alors le nom de *maladie*. La grossesse est en effet un état physiologique, mais d'une nature spéciale et touchant de si près l'état morbide que la limite me paraît souvent difficile à établir.

Nous avons étudié les modifications anatomiques dues à la grossesse, nous allons passer en revue successivement chaque fonction et nous indiquerons les troubles physiologiques qu'elles subissent.

D'abord, du côté de la fonction de *reproduction* les phénomènes physiologiques qui s'y passent sont évidemment nombreux et rentrent dans l'étude même de la grossesse, par conséquent ils ne doivent pas nous arrêter. Il nous suffit de savoir qu'il se produit vers ces organes une suractivité fonctionnelle considérable, qui, lorsqu'elle va trop loin, peut causer diverses maladies que nous étudierons dans la seconde partie de ce travail. Les règles sont supprimées pendant la grossesse ; toutefois il peut se produire à l'époque habituelle une congestion sanguine vers l'utérus, qui peut quelquefois entraîner l'avortement.

Après plusieurs grossesses, l'utérus se laisse distendre plus facilement par le produit de la conception ; mais aussi il perd l'élasticité, le ressort qu'il avait pour revenir rapidement sur lui-même après l'expulsion du fœtus. De là un avantage et un inconvénient. D'abord les femmes qui n'ont pu mener à terme une première, une deuxième grossesse, attendu que la rigidité de l'utérus s'opposait à son ampliation complète, voient une troisième grossesse arriver à bonne fin, parce que l'utérus s'est habitué peu à peu à cette distension considérable. En second lieu, il est certain qu'après plusieurs accouchements les femmes sont sujettes à des tranchées utérines beaucoup plus violentes, témoignant de la difficulté qu'éprouve l'utérus à revenir sur lui-même, ce qui les expose à des hémorrhagies plus fréquentes.

Digestion. — Chez certaines femmes qui deviennent enceintes très-jeunes, il peut y avoir une suractivité digestive, la grossesse semble vouloir presser le développement de la femme. Mais le plus souvent il n'en est pas ainsi, c'est le contraire qui a lieu.

« La matrice modifiée par le produit de la conception exerce, dès le début de la grossesse, une influence sympathique sur les fonctions digestives et donne lieu aux symptômes dyspeptiques. L'altération des fonctions digestives produit nécessairement, pour peu qu'elle se prolonge, un défaut de nutrition..... qui conduit à la chloro-anémie » (1). Les symptômes dyspeptiques existent en effet d'une manière ordinairement marquée pendant l'époque plus ou moins orageuse de la gestation; cette influence de l'utérus sur l'estomac est tellement évidente qu'on la retrouve dans tous les troubles de cet organe. C'est ce qui a fait dire avec juste raison à Beau que « l'utérus et l'estomac sont les deux grands centres de symptômes que l'on observe dans les maladies des femmes. Ils constituent dès lors une sorte de duumvirat de la pathologie féminine; que l'estomac soit influencé par l'utérus primitivement malade, ou, au contraire, que les lésions utérines soient les symptômes ternaires d'une dyspepsie protopathique, ou enfin que dans l'une ou dans l'autre de ces deux alternatives il y ait

(1) Beau. — Traité de la dyspepsie.

un cercle pathogénique, qui fait réagir la lésion-effet et la reporte à l'état de lésion-cause. »

La dyspepsie disparaît généralement après l'accouchement; si elle persiste, il faut en rechercher la cause; elle tient à ce que l'utérus est resté malade.

Circulation. — Par suite des vices ou des changements de nutrition qui s'opèrent chez les femmes enceintes, il se développe dans l'économie un état de pléthore séreuse, qu'on a confondu longtemps avec la pléthore sanguine. Ce n'est autre chose qu'un appauvrissement du sang, un excès de sérosité, une hydrohémie. A cette altération du sang, à cette exubérance des parties aqueuses, il faut rattacher les palpitations, les essouflements, l'hypertrophie passagère des parois cardiaques, la dilatation des cavités et les souffles artériels (1), accidents que les femmes éprouvent à diverses périodes de la grossesse.

La polyémie séreuse, qui est pour ainsi dire physiologique dans la grossesse, produit souvent des signes de congestion, qu'il ne faut pas confondre avec les signes des vraies congestions sanguines.

Beau, dont l'esprit si perspicace cherchait une raison à toute chose, se demandait « si cette hydrémie, habituelle dans la grossesse, n'aurait pas pour but de déterminer dans les tissus un degré de relâchement nécessaire à l'ampliation souvent extrême des parois abdominales et à celle qui s'effectue dans les parties génitales lors de l'expulsion du fœtus. »

Non-seulement la nature du sang est modifiée par

(1) Germain Sée. De la chorée. (Mémoires de l'Académie de médecine. 1858, t. XXII.)

la grossesse, mais encore la circulation elle-même éprouve de nombreuses modifications au point de vue de la distribution du liquide sanguin. En effet l'organe gestateur agit mécaniquement par son volume sur la circulation du petit bassin, puis sur toute la circulation abdominale et enfin sur la circulation du thorax et du cerveau. Cette gêne de la circulation se manifeste par divers symptômes et entre autres par des varices aux extrémités inférieures et quelquefois de l'œdème, par de la dyspnée, des pesanteurs de tête, etc.....

L'hypertrophie normale du ventricule gauche du cœur pendant la gestation se manifeste souvent par un bruit de souffle à la région précordiale; elle est nécessaire à l'activité de la circulation en poussant le sang artériel vers le produit de la conception; elle persiste quelque temps après la parturition.

Le pouls est plus fréquent, plus concentré, et témoigne d'une tension artérielle plus grande, d'une circulation plus active.

Du côté de la *respiration*, il y a surtout des troubles mécaniques, qui disparaissent généralement aussitôt après l'accouchement, à moins de quelques complications. MM. Andral et Gavarret ont constaté que l'exhalation d'acide carbonique augmentait, de telle sorte que chez les femmes grosses la consommation de carbone par heure était de 8 grammes, et non plus de 6gr.,4, comme pour la femme réglée.

La *phonation* éprouve souvent certaines modifications. Cette jolie voix argentine et flûtée de la jeune fille prend un ton plus ferme et plus plein chez la femme mariée.

L'innervation semble se faire avec plus d'activité; aussi la femme enceinte est-elle plus prédisposée aux névralgies et aux névroses. De plus, il est certain que la chloro-anémie gravide, que nous avons signalée, doit contribuer pour sa part au développement de cette surexcitation nerveuse et à cette tendance aux névralgies et aux névroses, dont nous parlons.

Enfin les désordres des facultés affectives et sensoriales, ceux de la sensibilité et de la motilité sont très-fréquents dans le cours de la grossesse; c'est le résultat de l'action sympathique bien évidente, qui relie le cerveau et l'utérus entre eux. Mais ces désordres n'offrent de l'intérêt que lorsque, portés trop loin, ils constituent un véritable état morbide, qui ne disparaît pas toujours avec la grossesse; nous aurons à y revenir.

§ III. — *Résultat général de la grossesse sur l'organisation féminine.*

Nous venons de signaler seulement les troubles les plus importants, qui accompagnent la grossesse et qui peuvent jouer un certain rôle dans le développement des maladies; il nous reste encore à induire de tous ces faits et à conclure de l'influence générale de la grossesse sur la constitution physiologique de la femme. En un mot, comme conclusion et résumé de ce chapitre, il nous faut résoudre cette importante mais difficile question : la grossesse est-elle utile ou nuisible à la femme ?

Il ne nous sera peut-être pas facile de faire admettre toutes les idées que nous allons développer, mais nous ne craindrons pas de les soutenir, fort de l'appui des autorités qui nous servent à les établir.

La vie humaine acquiert plus de ténacité par les épreuves qu'elle subit, pourvu que celles-ci ne soient pas de nature à briser le courage et à paralyser la spontanéité (1); la grossesse est une de ces épreuves, qui ne font que raffermir la santé de la femme, si celle-ci n'est pas déjà trop délabrée. Il est évident qu'au point de vue des lois naturelles, la femme est faite pour devenir mère, de même que l'homme ne semble complet que lorsque il a obtenu le titre de père. C'est là une des conditions de la vie sociale, à laquelle on ne doit se soustraire que dans des cas exceptionnels. Dès lors il paraît tout d'abord rationnel d'admettre que l'accomplissement de cette mystérieuse fonction de la reproduction doit être pour les deux sexes une condition de bonne santé.

Si nous n'avions à parler de la maternité qu'au point de vue économique et social, la question ne serait douteuse pour personne; mais médecin plutôt que philosophe, c'est tout autrement que nous devons la considérer. C'est à nous à entrer dans l'analyse des faits, étudier l'influence de la maternité sur l'individu et non sur la société.

La génération est la direction prédominante de la vie chez la femme ; tout chez elle semble disposé pour l'accomplissement de cette importante fonction. La menstruation semble venir suppléer la grossesse et témoigner d'une exubérance de vie, d'un trop plein qui déborde; elle s'oppose enfin à une tendance exa-

(1) Michel Lévy. — Traité d'hygiène. 4e édition. Paris, 1862.

gérée vers la plasticité; mais il peut très-bien arriver qu'elle soit insuffisante, et alors la grossesse arrive très-heureusement pour donner une impulsion utile à cette vitalité, qui surabonde et demande un emploi. Combien de fois, en outre, n'a-t-on pas vu de jeunes filles perdre leur fraîcheur, leur embonpoint, leur énergie musculaire et être enfin sous le coup d'une sorte de chlorose lente qui s'établit, si ces besoins physiques ne sont pas satisfaits? Dans ces cas le mariage vient relever leur constitution prête à se détériorer.

Nous avons vu que M. Richet donne de ce fait une explication toute anatomique, j'en donne ici une explication physiologique; on pourrait, surtout dans certains cas, en donner une explication morale, qui aurait peut-être encore plus de valeur. Il est en effet incontestable que l'influence morale du mariage agit souvent de la façon la plus avantageuse sur la santé de la femme. Il est donc souvent bon, utile et peut-être nécessaire de conseiller le mariage dans tel cas donné.

Mais ici est l'écueil: quand faut-il conseiller le mariage? C'est là une question bien difficile et bien délicate, pour laquelle le médecin doit se tenir dans une grande réserve. Car si le mariage et la grossesse, qui en est la conséquence naturelle, peuvent avoir une heureuse influence dans tel cas donné, ils produiront dans tel autre cas les effets les plus déplorables.

Entrons maintenant dans l'analyse des faits eux-mêmes et cherchons à nous rendre compte comment, par quel mécanisme la grossesse peut modifier la constitution d'une façon heureuse. — « L'excitation générale que produit la grossesse augmente la force de réaction; le mouvement fluxionnaire qui s'établit vers l'utérus et la prédominance énorme que cet organe acquiert, diminuent pour les autres parties du corps les chances d'hyperémie et de phlogose, ou agissent sur eux par un effet de dérivation prolongée» (1). Il est vrai qu'alors l'imminence morbide devient plus grande pour l'utérus, puisque son activité fonctionnelle s'est accrue, mais cette compensation reste encore à l'avantage de la femme.

On a vu assez fréquemment des états maniaques s'amender et même disparaître quelquefois complétement sous l'influence de la maternité. La disposition lymphatique de certaines femmes se trouve jusqu'à un certain point corrigée, modifiée par plusieurs grossesses successives et cela peut s'expliquer par l'élan que celles-ci impriment à la circulation sanguine et à la stimulation sympathique des principaux viscères (2). Il arrive souvent que des femmes nerveuses et chétives se trouvent transformées sous l'influence de la grossesse et éprouvent une notable amélioration. Il semble alors que la nature fait un suprême effort pour accomplir un acte difficile; l'appétit aug-

(1) Michel Lévy. — Traité d'hygiène. Paris, 1862.

(2) J'ai vu une jeune fille lymphatique, affectée d'une incontinence nocturne d'urine, qui n'a pu être délivrée de cette infirmité malheureuse que par le mariage, à 18 ans. Jusque-là on avait essayé en vain toute espèce de traitement; la jeune fille était douée de la meilleure volonté pour triompher de cette défectuosité, qui la désespérait; rien n'a pu produire la moindre amélioration, si ce n'est le mariage, qui l'a guérie radicalement et comme par enchantement, ne laissant que des besoins fréquents d'uriner, surtout pendant le temps des menstrues.

mente et la femme consomme beaucoup plus au grand profit de sa nutrition ; les forces reviennent, et la constitution est transformée, parce qu'elle suit l'impulsion qui vient de lui être donnée.

En outre, la grossesse donne lieu quelquefois à une exubérance de fluides plastiques, qui produit une augmentation d'embonpoint ; d'autres fois elle produit l'amaigrissement.

Nous voyons donc par cet exposé, beaucoup trop écourté, que la transformation de fille en femme imprime à l'ensemble de l'économie des modifications bien remarquables et bien incontestables ; et de plus nous voyons qu'elle fait disparaître une foule d'affections ou de dispositions maladives.

Dans tous ces phénomènes, il y a consensus d'action entre tous les organes ; il y a réaction réciproque par les sympathies qui unissent tous ces organes entre eux et en particulier l'utérus, qui agit tantôt primitivement, tantôt consécutivement.

Ecoutons encore ce que nous dit M. Michel Lévy dans son remarquable *Traité d'hygiène*. « Enfin, et comme pour la (femme) solliciter plus vivement à la reproduction de l'espèce, la nature a placé du côté de la maternité les chances les plus fortes de santé et de longévité; le célibat est plus funeste aux femmes qu'aux hommes; les couvents de femmes recèlent plus de maladies et d'existences languissantes que les couvents d'hommes. La fécondation et la grossesse fortifient beaucoup les femmes ; qui n'a remarqué la santé florissante des femmes mères de nombreux enfants, tandis que la stérilité dessèche et flétrit ? »

Nous voyons Becquerel soutenir également la

même proposition (1). « Malgré, dit-il, les conditions défavorables de grossesse, d'accouchement et de suites de couches, la durée de la vie est encore plus longue chez les femmes mariées que chez les filles. »

Mais c'est ici le moment de prévoir une grave objection que pourraient m'adresser une femme, trop jalouse peut-être de sa fraîcheur et de sa beauté, et un mari, non moins jaloux de cette beauté à laquelle il voudrait conserver tous ses charmes. L'objection peut paraître légère tout d'abord; quant à moi, sans y ajouter une importance capitale, je la considère comme sérieuse. La beauté est l'apanage et, si je puis m'exprimer ainsi, la force du sexe faible ; il est donc du devoir de la femme de conserver ce don de la nature. Il est sans contredit des devoirs plus sérieux auxquels il faut savoir sacrifier, s'il y a lieu ; mais, comme tout dans la nature a été fait avec une sagesse admirable, nous allons voir que les femmes n'ont pas dans la maternité un ennemi si redoutable de leur beauté physique.

La jeune fille a sa beauté, à laquelle tout le monde se plaît à rendre hommage; la femme mère a la sienne, qui ne le cède souvent en rien à la première. Les avantages physiques dont la jeune fille est douée ne disparaissent pas, seulement ils se modifient.

« Cependant les femmes ne doivent pas oublier que le mariage, en permettant les jouissances sexuelles, en condamne les abus; la fréquence des spasmes, qui en sont la suite, diminue l'épanouissement extérieur, la vitalité du tissu cellulaire et amène une vieillesse

(1) Becquerel. — Traité d'hygiène.

prématurée » (1). Le Dr Belouino dit encore (2) : « Le travail pénible, les chagrins, la misère, sont les ennemis les plus redoutables de la beauté des femmes, si ce n'est le libertinage, qui les flétrit encore plus promptement. » Aussi est-ce à tort qu'on met sur le compte d'une grossesse, ce qui reconnaît une toute autre origine. Le libertinage porte une atteinte profonde au système nerveux, et de là d'inévitables conséquences qui laissent des traces indélébiles.

Dans l'état de grossesse, il est vrai, la fraîcheur du visage disparaît souvent, les yeux se ternissent, perdent leur vivacité et leur éclat; mais, après l'accouchement, tous ces accidents n'existent plus, et la femme retrouve sa première splendeur. Du reste, il arrive fréquemment que certaines femmes ne sont jamais plus belles que dans l'état de grossesse; et, si la gestation altère passagèrement leurs charmes, nous voyons bientôt la nature ranimer l'éclat de la femme pour le profit de l'espèce. « Elle fait naître de nouvelles fleurs sous ses pas pour en tirer de nouveaux fruits; mais à la fin, ne pouvant plus la défendre contre les impressions destructives du temps et la tenant quitte de tout envers l'espèce, elle abandonne à son individu l'usage des derniers moments qui lui restent » (3).

«Nous trouvons, dit le Dr Menville (4), une grande

(1) Guyot.—Essai sur la femme considérée dans les différentes périodes de la vie.

(2) Belouino. — La Femme.

(3) Gasté. — Mémoires de l'Académie royale de Metz.

(4) Menville de Ponsan. — Histoire philosophique et médicale de la femme. Paris, 1858.

différence entre les filles chastes et les femmes. Celles-ci, mariées à temps, se conservent mieux, et même beaucoup, après quelques années de mariage, ont gagné en fraîcheur et en santé. Pour les autres au contraire le printemps n'a qu'une durée éphémère. »

Nous voyons, par ce qui vient d'être dit, que bien des avantages se trouvent du côté de la maternité, et il devait en être ainsi pour que la nature ne fût pas en contradiction avec elle-même.

Cependant je ne me dissimule pas que la grossesse a des inconvénients graves, surtout qu'elle expose à certaines maladies, que nous étudierons dans la deuxième partie; mais nous ne pouvons nous empêcher de reconnaître que tous ces inconvénients reçoivent des compensations incontestables, à l'avantage de la femme-mère.

En effet, les filles vouées à un perpétuel célibat sont souvent malades, langoureuses, chlorotiques; elles ont fréquemment des aménorrhées, des accès d'hystérie, des spasmes nerveux divers, de prétendues obsessions diaboliques (1). C'est l'idée qu'exprime Burdach (2), lorsqu'il dit que les femmes non mariées sont fréquemment atteintes de désordres des règles, de chlorose, d'écoulements muqueux, qu'elles ont une grande propension à la mélancolie et sont sujettes à succomber sous les atteintes de quelques maladies graves. Cependant, ajoute ce grand physiologiste, leur santé se maintient lorsqu'elles s'occupent l'esprit et

(1) Virey. — De la Femme sous les rapports physiologique, moral et littéraire.

(2) Burdach. — Traité de physiologie.

qu'elles trouvent à se satisfaire dans une sphère d'action en harmonie avec leurs facultés.

Enfin, le Dr Mayer dit à son tour (1) : « La copulation n'est pas indispensable à l'entretien de la santé, mais elle exalte la vie et constitue un besoin réel pour l'individu, *surtout pour la femme*, qui n'acquiert souvent la plénitude des *charmes physiques* qu'après le mariage.

Nous ne pouvons donc que conclure en faveur de la grossesse, pour l'heureuse influence qu'elle exerce généralement sur la santé de la femme. Néanmoins nous avons à faire des restrictions nombreuses pour les accidents, malheureusement trop fréquents, qui viennent compliquer cet état physiologique, et surtout nous ne parlons ici que des grossesses normales, chez des personnes bien constituées et en état de pouvoïr résister à cette épreuve. En dehors de ces conditions, il est évident que la gestation produit les effets les plus déplorables.

C'est au médecin qu'il appartient de savoir apprécier à quel moment l'activité fonctionnelle est apte à la procréation, et quand elle demande à être réservée pour la conservation de l'individu. Car, si la nature ordonne de reproduire, elle ordonne avant tout de conserver.

Nous avons négligé à dessein de parler de l'influence que la grossesse exerce sur le moral de la femme ; ce sera le sujet du chapitre suivant.

C'est à ce point de vue surtout que nous donnons la

(1) Mayer. — Des rapports conjugaux. 4e édition, Paris, 1860.

préférence à la maternité sur le célibat (1); car il semble que la femme ne peut arriver au développement complet de ses facultés intellectuelles et affectives qu'après avoir été mère.

CHAPITRE II.

TRANSFORMATION MORALE.

«Au point de vue médical et physiologique, les fonctions reproductrices, par l'importance qu'elles acquièrent chez le sexe, modifient profondément l'économie et soumettent pour toujours la femme à leur puissante influence. Au point de vue philosophique et social, l'amour en attirant la femme vers l'homme amène nécessairement pour elle les devoirs de la maternité et à leur suite cette existence de dévouement, cette vie de l'intérieur et de la famille, qui constituent les véritables conditions sociales de la femme» (2).

L'homme cherche à s'unir à la femme parce qu'il trouve en elle tout ce qui peut lui faire oublier ses

(1) Je ne voudrais pas qu'on crût, d'après ces paroles, que je veux condamner le célibat religieux. Nul plus que moi n'apprécie le mérite de ces filles privilégiées qui se vouent à la virginité et se sacrifient à l'humanité. C'est une virginité féconde, c'est, pour ainsi dire, une maternité substitutive à laquelle je me plais à rendre hommage.

Partout où il y a un être qui souffre, ses soupirs appellent une femme pour le soulager; c'est l'admirable Sœur de Charité qui, ayant adopté tous les malheureux pour ses enfants, vient apporter cette consolation et ce secours que personne, mieux qu'elle, ne sait distribuer.

(2) V. Seux. — Thèse inaugurale. 1865.

fatigues et ses peines ; « la beauté qui charme, les caresses qui enivrent, les sentiments qui transportent et qui ravissent, le dévouement qui étonne et qui subjugue » (1).

La femme au contraire réclame un protecteur pour sa nature faible et délicate, et, dans cette union conjugale, elle trouve en outre l'accomplissement des instincts maternels, qui la dominent.

Nous n'avons pas à étudier la série des transformations par lesquelles passe la femme avant de devenir mère, nous n'avons pas à dépeindre la jeune fille pubère, semblable à un bouton de rose, qui s'épanouit avec ses belles couleurs et son délicieux parfum ; arrivons tout de suite à la jeune femme devenue mère et voyant ainsi s'accomplir ses désirs les plus ardents. « En se condamnant elle-même à vivre dans une douce sujétion, ou sous un modeste servage avec l'homme de son choix, elle n'a fait que répondre à la voix de son cœur et suivre l'impulsion de la nature, qui lui montrait cet état comme le seul où son sexe peut espérer de rencontrer le véritable bonheur » (2). Nous avons déjà vu que la grossesse développe quelquefois un tempérament particulier et des dispositions physiques spéciales, il doit en être de même au moral, où nous allons rencontrer de nouvelles transformations, non moins importantes, non moins intéressantes à analyser.

La gestation produit dans le système moral de la femme des changements passagers, qui ne nous arrê-

(1) Dufieux. — Nature et virginité.

(2) Menville. — Hist. philosoph. et médic. de la femme. Paris, 1858.

teront guère ; mais elle produit aussi des changements ineffaçables, qui seuls doivent nous occuper.

La génération est la direction prédominante de la vie chez la femme, en même temps qu'elle lui assure sa liberté, en empêchant les désirs vénériens de dégénérer chez elle en appétence brutale. En effet l'amour est la vie entière de la femme et c'est avec raison que l'on a dit : « Une femme qui n'a pas aimé n'a pas encore vécu, et celle qui n'aime plus a déjà cessé de vivre » (1).

La jeune fille assise près de sa mère durant ses longues heures de travail, dont rien ne vient rompre la monotonie, à quoi voulez-vous qu'elle songe, si ce n'est à ce qu'elle aime? Alors son imagination s'exalte, et, si on résiste trop longtemps à ce besoin de la nature, son moral peut en être fâcheusement affecté. « Un grand amour n'écoute ni la prudence, ni les conseils, » a dit saint Bernard; c'est pourquoi chez certaines natures ardentes le mariage est non-seulement utile, mais il peut être indispensable. C'est souvent le seul moyen de coordonner l'instinct génital et de l'assujettir à un but moral ; c'est enfin la maternité, qui seule peut régler et modérer les appétits vénériens, en conduisant à la sociabilité et surtout à la vie de famille.

Les femmes étant chargées du dépôt de l'espèce humaine doivent la perpétuer ; du reste, dans leur organisation, tout semble avoir été fait dans ce seul but et c'est pour cela qu'on doit leur éviter les trop rudes travaux, qui sont contraires à la génération. Je n'ai

(1) Belouino. — La Femme.

jamais pu admirer ces Virago, qui «s'isolent entre deux sexes et jouent aux dépens de la nature une comédie de virilité» (1). Il y a toujours quelque chose d'insolite dans ces natures exceptionnelles, et nous savons très-bien que la plupart de ces héroïnes de l'histoire, de ces femmes belliqueuses offraient des imperfections génitales, ou n'étaient point réglées (2).

En effet, si la femme suit les lois qui lui sont imposées par la nature, sa vie est soumise à de nombreuses révolutions, conséquences de la fonction du sexe; toutes ces modifications ont pour résultat général de laisser son organisation dans un état de faiblesse, de mobilité nerveuse et de sensibilité, «d'où dérivent des penchants plus éphémères, plus d'aptitude à l'émotion qu'à la pensée et en général un éloignement pour toutes les opérations qui exigent une attention soutenue, un recueillement prolongé et une longue méditation» (3).

Cette exquise sensibilité et cette excessive mobilité, M. Michel Lévy voudrait l'attribuer à la prédominance du centre cérébral (4); mais ce fait est loin d'être dé-

(1) Michel Lévy. — Hygiène. Paris, 1862.

(2) Je pourrais peut-être citer : Jeanne d'Arc, Jeanne Hachette, Théroigne de Méricourt, Thérèse Figueur, qui fit toutes les campagnes de la Révolution et du premier Empire (Dr Menville de Ponsan, ouv. cité).

(3) Moreau (de la Sarthe). — Histoire naturelle de la femme.

(4) Il vaudrait mieux peut-être attribuer cette excessive sensibilité à la prédominance de la moelle épinière, qui est proportionnellement plus développée chez la femme (ce qui indique une *activité vitale* plus grande), ou, mieux encore, à la prédominance du développement des parties postérieures du cerveau (siége des facultés affectives) sur les parties antérieures, qui répondent aux facultés intellectuelles.

montré. Ce qu'on peut dire c'est que le développement sensitif est plus complet, quelle qu'en soit la cause ; et c'est peut-être ce qui fait l'infériorité intellectuelle de la femme, qui se laisse trop facilement dominer par ses passions, ses sensations.

Loin de moi l'idée de vouloir rapetisser le règne de la femme; je me plais à le reconnaître, elle a encore la plus belle part; mais, pour elle, sa puissance se trouve dans sa douceur et sa gloire dans ses charmes.

D'après tout ce que nous venons de dire, nous voyons donc le mariage non-seulement indispensable au développement complet des organes, mais encore nécessaire à l'équilibre des fonctions organiques et des facultés psychiques, c'est-à-dire, à l'harmonie des rapports qui doivent exister entre le physique et le moral. Si nous consultons la statistique, nous remarquons que le célibat exerce une funeste influence sur les facultés intellectuelles de la femme, car parmi les aliénées nous trouvons un plus grand nombre de filles que de femmes mariées. Je sais bien qu'on peut ici invoquer d'autres causes de l'aliénation mentale, mais je suis convaincu que le célibat peut quelquefois en être une cause réelle et incontestable.

Lorsque la femme s'est donnée à l'homme de son choix, lorsque surtout la maternité est venue remplir ses vœux, une transformation s'opère en elle et malgré elle ; sans cesser d'aimer, elle arrive à un état plus calme et plus tranquille ; son amour, pour être plus réservé, n'en est que plus solide et plus fidèle. En effet, épouse et mère, de nouveaux sentiments doivent se développer en rapport avec sa nouvelle condition. C'est alors que les femmes acquièrent tous les talents, qu'elles arrivent au summum du développement intellectuel et moral. Et de même que toutes les fonctions sont plus faciles, la pensée est plus active; en un mot toutes les puissances de la vie éprouvent une nouvelle et salutaire impulsion. C'est pourquoi les filles sont bien moins capables de hautes conceptions et d'actes de vertus que les femmes mariées. Ou bien, si la nature les a douées d'un tempérament plus flexible et plus porté à l'imitation, elles se teignent en quelque sorte des mœurs de leur époux.

Cette jeune femme, naguère si timide, devient alors moins embarrassée, sa timidité se change en assurance, en hardiesse au besoin. Elle est moins expansive, plus concentrée dans la vie domestique, plus occupée des affaires de famille que des plaisirs du monde.

L'amour conjugal, la tendresse maternelle, la sollicitude dans l'éducation et le bonheur des enfants remplissent son existence de la manière la plus douce et occupent sa sensibilité sans l'égarer. Ce n'est plus comme autrefois cette jeune fille folâtre et légère, qui oscille toujours ne sachant où se fixer, où s'arrêter, comme un astre dévié de sa route et cherchant son orbite; non, la femme mariée et surtout la femme-mère a trouvé sa sphère et elle marche d'un pas tranquille et assuré vers sa destinée, qu'elle ne craint plus d'entrevoir.

Elle ne cherche plus les plaisirs du monde, et si elle les suit encore, c'est en général par des motifs de convenances, ou par un sentiment de tendresse et rarement pour sa satisfaction personnelle.

Enfin l'*amour* ou le besoin d'aimer et d'être aimée, la *coquetterie* ou le désir de plaire, qui sont les deux sentiments dominants de la femme, se développent inégalement sous l'influence de la maternité; le premier s'affermit, le second s'atténue et tend à disparaître.

On me reprochera peut-être de dépeindre la femme telle qu'elle doit être et non telle qu'elle est. Assurément je sais très-bien que j'ai surtout envisagé la femme, épouse et mère, sous ses beaux côtés; mais, quoi qu'il en soit, je ne crois pas être sorti de la réalité des faits. D'ailleurs mon rôle n'est pas de moraliser, mais de constater les effets habituels de la maternité sur le moral de la femme; or ces effets, d'après moi, ne sont que salutaires, et je n'ai pas à m'occuper des écarts de la nature, je dois rester dans la généralité des faits.

Néanmoins, il faut le dire, un système vicieux d'éducation, quelquefois un tempérament malheureux, ou des circonstances fâcheuses, amènent très-souvent d'autres conséquences. C'est ainsi qu'on peut voir une fille, ange de douceur, se métamorphoser en une femme acariâtre et impérieuse. Ou bien encore, tandis que l'on voit la jeune fille se présenter avec un habillement élégant, mais simple, on peut la voir, épouse et mère, s'entourer d'un luxe d'autant plus éclatant, qu'il est plus déplacé. Il est en effet bien certain que « les caprices ruineux, les fantaisies de l'opulence, les diamants, les riches draperies, l'éclat des ornements étrangers, sont les aveux tacites des outrages du temps et des altérations de la beauté » (1). Mais, re-

(1) Moreau (de la Sarthe). Histoire naturelle de la femme.

marquons-le bien, ce n'est pas là une conséquence de la maternité, c'est un vice de la société, qui flatte trop notre orgueil, notre vanité; et voilà pourquoi ne pouvant plus être belles les femmes se font riches.

Pourquoi nous arrêter aux ombres de ce tableau? Considérons la femme sous son vrai jour, voyons-la dans toute sa splendeur, c'est-à-dire, étudions-la dans ce qui la constitue mère, je veux dire dans son *amour maternel*.

Cette passion, ce penchant primitif et fondamental, elle a su si admirablement le développer, qu'à lui seul il peut faire oublier bien des défectuosités.

Du reste, dans toute l'échelle des êtres, on remarque qu'à cette époque importante de leur existence, les femelles acquièrent une force, une énergie, un courage extraordinaire. La femme ressent les effets de cette loi commune. «Quand elle se sent nécessaire à la conservation de ses enfants, il se fait en elle un changement inouï. Sa timidité s'efface, la faiblesse fait place à la force, la crainte au courage. Les formes se dessinent davantage, l'œil acquiert de la hardiesse, l'air du visage de la dignité» (1).

L'amour maternel est désormais toute la vie de la femme, elle ne vit plus que dans son enfant. Oh! c'est alors que les mères font de beaux rêves, jamais pour elles-mêmes elles n'ont été si désireuses de bonheur. Elles jettent dans l'avenir de bien douces illusions, fondent de bien belles espérances; il suffit d'avoir eu une mère pour savoir ce dont elle est capable, animée par cet admirable et sublime sentiment.

(1) Dr Belouino. La Femme.

Un père ne peut comparer sa tendresse à la tendresse d'une mère. Et cependant, à Dieu ne plaise que je veuille nier l'affection paternelle ; mais pour un homme la paternité est un accident de la vie, pour la femme la maternité est sa vie même.

Nous en avons fini avec les transformations morales que la grossesse imprime à la femme, nous voyons qu'elles sont toutes à son avantage.

Est-ce à dire que nous condamnons et que nous stigmatisons le célibat? Non, loin de là, ce serait outre-passer ma pensée, et je suis loin d'être si absolu. De même que, par l'exagération des idées de chasteté et de spiritualité, il serait ridicule d'arriver à la glorification ascétique du célibat et à l'anathème de la maternité; de même il ne serait pas moins ridicule de condamner le célibat pour glorifier la maternité.

Tout ce que jai voulu démontrer, c'est que la femme trouve dans la maternité le complet développement de ses organes et de ses facultés.

Avant de terminer je demande la permission de citer les lignes suivantes de l'excellent ouvrage sur *la Femme*, par le Dr Belouino, elles résument assez bien la conclusion de ce chapitre :

« L'état de virginité pour la femme est un état exceptionnel et contraire au but primitif de la création. L'état de virginité doit être une maternité substitutive ; la femme est créée pour avoir des enfants, c'est son rôle, sa fonction. Celle qui n'a pas d'enfants selon la chair, doit en avoir selon le cœur et la charité. Toute souffrance devient sa fille, toute misère déchire son cœur, tout malheureux doit trouver en elle un ange, plus qu'un ange, une mère. C'est ainsi que la virginité ne reste point stérile et que la femme sanctifie dans le dévouement une vertu, qui, sans lui, ne serait qu'une désertion dictée par l'égoïsme.»

La nature ayant atteint son but, la fonction du sexe est terminée ; c'est alors que disparaissent ces attraits désormais inutiles, dont avait été embellie et parée la compagne de l'homme. Mais, pour lui faire oublier en quelque sorte la perte de ses charmes, la nature lui a inspiré d'autres goûts, d'autres désirs. Tandis que le désir de plaire par les agréments de la figure, et d'attirer tous les regards, était son principal mobile ; plus tard, arrivée à la fin de la vie sexuelle, elle préfère le bonheur domestique, qu'elle sait mieux sentir et apprécier.

DEUXIÈME PARTIE

TRANSFORMATION PATHOLOGIQUE.

> Postquam gravida est fœmina, plurimis afficitur malis è solâ graviditate oriundis.
> (VAN SWIETEN.)

Nous avons surtout étudié jusqu'ici l'heureuse influence de la grossesse sur la constitution de la femme; quelquefois néanmoins nous avons fait entrevoir qu'elle pouvait l'exposer à certains dangers. En effet, les modifications physiologiques s'exagèrent parfois et amènent ainsi un état morbide ; en outre, la femme-mère, transformée dans sa constitution, se trouve prédisposée à de nouvelles maladies; c'est cette prédisposition pathologique que nous allons étudier dans cette seconde partie.

Nous avons eu soin de faire ressortir les avantages de la maternité ; car, si elle expose les femmes à des accidents, elle leur en épargne bien d'autres.

Il me reste maintenant à faire voir comment un nouvel état pathologique est en rapport avec le nouvel état physiologique que je viens d'analyser.

Les maladies des femmes sont nombreuses et variées, on ne saurait se livrer à trop de recherches et de méditations pour parvenir à des résultats utiles ; d'autant plus qu'aux souffrances qu'elles occasionnent, elles ajoutent fréquemment les chagrins domestiques. Indépendamment de cette foule de maux que la femme partage avec nous, elle est exposée à d'autres causes de maladies par la délicatesse de son organisation, par la grande excitabilité de son système nerveux et surtout par les fonctions plus ou moins pénibles, qui chez elle préparent et accompagnent la reproduction. « On a donc bien raison de dire qu'elle ne peut donner la vie sans s'exposer à la perdre » (1).

Dès l'instant que les feux de l'amour viennent développer en elle les élans de la fécondité, la femme est exposée à des dangers variés, toujours en rapport avec son organisation, qui se transforme.

Dans la première partie de ce travail nous avons démontré que la maternité était en général une cause de longévité,quoique, comme nous allons le voir dans cette seconde partie, l'accouchement soit souvent une cause de mort, surtout dans les hôpitaux. D'après les relevés de M. Husson, la proportion de la mortalité, depuis 1802 jusqu'en 1861, aurait été à la Maternité de 1 sur 21 accouchements, ce qui est énorme. Mais dans la pratique civile, il en est tout autrement, à peine a-t-on constaté 1 cas de mort sur 250 accouchements à Paris.

Cette différence tient aux conditions désastreuses, dans lesquelles se trouvent ces femmes dans les établissements hospitaliers et qui sont la conséquence de l'entassement d'un grand nombre d'accouchées. C'est pourquoi, comme on l'a souvent répété, sans arriver encore à un résultat satisfaisant, l'hygiène et l'huma-

(1) Dr Menville. — Hist. philosoph. et médic. de la femme. Paris, 1858.

nité exigent que ces établissements soient soumis à une réforme de plus en plus indispensable.

Nous allons étudier d'abord les maladies nées sous l'influence de la grossesse, ce qui constitue les *prédispositions pathologiques* de la femme-mère ; ensuite nous chercherons à analyser l'influence de la grossesse sur les maladies intercurrentes, ou déjà existantes.

CHAPITRE III.

PRÉDISPOSITIONS PATHOLOGIQUES DE LA FEMME-MÈRE.

La vie n'est qu'une réciprocité d'actions et de réactions ; d'où il suit qu'un seul organe, ou une seule fonction doit avoir une influence marquée sur tout l'organisme; or ce qui est vrai pour tous les organes, l'est surtout pour l'utérus, qui, chez la femme, domine toute l'économie.

La gestation, par l'ébranlement qu'elle imprime à tout l'organisme, peut donc être cause d'un grand nombre de maladies. Pour mettre plus d'ordre dans l'énumération de ces diverses affections, nous les diviserons en *maladies locales*, ou du système génital, et en *maladies générales*. Cette division, on ne peut plus simple, n'est pas absolue ; mais elle mettra peut-être un peu plus de clarté dans cette exposition ; voilà pourquoi nous l'adoptons.

Les maladies qui reconnaissent la grossesse comme cause ne sont pour la plupart que les phénomènes physiologiques de la grossesse portés à un grand degré d'exaltation, soit par l'effet de la prédisposition de la femme, soit par l'influence d'une cause extérieure.

§ I. — *Maladies locales, ou du système génital.*

Nous comprenons sous ce titre toutes les lésions organiques et fonctionnelles des organes génitaux de la femme. Je sais bien que l'utérus réveille des sympathies dans presque toutes les parties du corps, de telle sorte qu'une maladie, primitivement locale, peut devenir générale; mais, tant que ces symptômes sympathiques ne prennent pas une trop grande importance, la maladie est considérée comme locale et rentre dans le sujet de ce paragraphe.

La matrice n'est guère susceptible d'être affectée de maladie avant la puberté; les premières années de mariage ne voient pas non plus se développer le plus grand nombre de maladies utérines; mais après les troubles de menstruation et surtout après des grossesses, on voit se déclarer les maladies propres à l'appareil génital de la femme.

La gestation et le travail pénible de la parturition agissent de deux façons, et par les modifications profondes qu'ils impriment à la structure de l'organe, et par le traumatisme qu'ils lui font subir. L'utérus congestionné, son tissu propre hypertrophié, sont les deux circonstances favorables au développement des maladies; d'autant mieux que cet état seul d'hypertrophie, une fois le fœtus expulsé, est une vraie maladie, pour peu qu'il se prolonge.

Cette hypertrophie utérine, condition normale de la grossesse, peut persister par le défaut d'évolution rétrograde, ou d'involution de ce viscère à la suite de l'accouchement. A l'état normal, l'atrophie utérine doit succéder à l'hypertrophie ; ce travail de substitution et de résorption peut marcher irrégulièrement, les éléments anatomiques apportés par la grossesse sont incomplétement résorbés, et il persiste alors un état de dimension et de structure impropre à l'accomplissement régulier des fonctions. C'est ainsi qu'on voit se développer des douleurs, des troubles sympathiques divers et par conséquent un état réel de maladie.

En général cependant ces accidents sont évités en empêchant les femmes en couches de se lever trop tôt, de se livrer à un travail fatigant et de reprendre prématurément les rapports sexuels.

Après l'avortement, l'utérus se laisse plus aisément arrêter dans ce mouvement d'involution naturelle, qui le ramène à l'état normal. En effet, dit Courty, « l'utérus, n'ayant pas subi d'une manière complète l'évolution excentrique ou progressive dont il est destiné à parcourir les phases depuis la conception jusqu'à l'accouchement, semble ne pouvoir revenir aux dimensions et à la structure de l'état de vacuité. » Voilà pourquoi, sans doute, l'avortement, plus que la gestation normale, prédispose à la congestion, à l'engorgement et à l'hypertrophie utérine.

L'accouchement agit encore comme un véritable traumatisme ; plusieurs lésions mécaniques peuvent se produire : contusion et déchirure du col ; plaie saignante, qui reste après le décollement du placenta; contusion et déchirure plus ou moins profonde du vagin et de la vulve. Toutes ces lésions peuvent donner naissance à une réaction locale et générale et en quelque sorte à une fièvre traumatique, symptôme de l'inflammation utérine et péri-utérine qui se développe. Enfin, la suppuration et la gangrène peuvent être la suite de cette inflammation.

« La succession *rapide* des grossesses, qui ne laisse pas le temps à l'utérus de revenir sur lui-même, qui entrave le travail naturel d'absorption de l'hypertrophie gestative et qui par suite entretient l'organe dans un état de congestion favorable à l'envahissement des diathèses, doit avoir une plus grande influence sur le développement des maladies utérines (1). «Néanmoins la grossesse ne peut être considérée que comme cause occasionnelle, favorisant le développement de ces maladies sur un sujet prédisposé.

Une autre cause, qui semble prédisposer aux affections utérines, c'est le défaut d'allaitement à la suite des couches. Il est présumable que «la fluxion considérable et continue que l'allaitement entretient sur les mamelles, détourne les mouvements fluxionnaires qui se porteraient sur l'utérus» (2). Ainsi on évite les congestions utérines et on favorise le travail de résorption, dont nous avons parlé. De plus, l'allaitement empêche généralement la menstruation de s'établir et évite ainsi une nouvelle cause de fluxion utérine;

(1) Courty. — Maladies de l'utérus.
(2) Courty. — Ouv. cité.

en outre il empêche le retour prématuré de la grossesse ; or, nous avons vu la succession *trop rapide* des grossesses être une mauvaise condition de santé pour les femmes.

L'influence fâcheuse du défaut d'allaitement (lorsque la mère remplit les conditions d'une bonne nourrice) a été généralement reconnue ; et Aran dit que sur 100 femmes malades à la suite de couches, il en a rencontré 70 qui n'avaient pas nourri.

Le célibat ne met pas à couvert des maladies utérines, cependant il y prédispose moins ; mais, d'un autre côté, nous avons vu qu'il expose à d'autres inconvénients. Aran évalue aux deux tiers environ de toutes les maladies génitales celles qui viennent après la grossesse, à un quart celles qui viennent chez des accouchées sans relation directe avec la parturition, et à un dixième seulement celles que l'on observe chez des femmes vierges, ou n'ayant pas eu d'enfants.

Après ces données générales, nous devons passer en revue chacune des maladies de l'appareil génital, où la grossesse semble jouer un certain rôle et en expliquer la pathogénie.

1° *Maladies de l'ovaire, des trompes et des ligaments utérins.* — D'après Churchill (1), les maladies de l'ovaire sont moins fréquentes que celles de l'utérus, attendu que les changements physiologiques, qui s'y opèrent, sont moins importants. D'après M. Siredey, c'est le contraire qui aurait lieu, comme il s'est efforcé de le

(1) Fletwood Churchill. — Traité des maladies des femmes. Paris, 1866.

prouver dans son remarquable mémoire intitulé : *De la Fréquence des altérations des annexes de l'utérus dans les affections dites utérines.*

De même que Négrier a proposé de considérer, *en physiologie*, l'ovaire et la trompe comme les organes essentiels et l'utérus comme leur annexe; ainsi M. Siredey, *en pathologie*, veut que les affections de l'utérus soient subordonnées à celles de l'ovaire, de la trompe et de leur enveloppe commune, le péritoine. A l'appui de cette opinion il apporte un certain nombre d'observations très-intéressantes et qui viennent confirmer sa manière de voir.

Je n'oserais cependant être aussi affirmatif, et je crois bien que bon nombre de maladies utérines sont tout à fait indépendantes des maladies des annexes. Mais, comme le dit Aran : «L'utérus, l'ovaire, les trompes, forment un système complet dont une partie constituante ne saurait être affectée de maladie sans que les autres en souffrent à leur tour.»

Chaque époque menstruelle développe dans l'ovaire une congestion physiologique, qui peut devenir pathologique, arriver jusqu'à l'inflammation et produire une *ovarite*. Mais la grossesse n'a pas d'action bien directe sur le dévelopement de cette phlegmasie, ou du moins elle ne produit qu'une inflammation consécutive ou de voisinage. Le tissu fibro-musculaire de l'utérus, contenant peu de tissu cellulaire, est, par cela même, peu disposé aux inflammations phlegmoneuses; il n'en est pas de même de la muqueuse, qui, après l'accouchement, se trouve dans les meilleures conditions pour s'enflammer; cette inflammation s'étend très-souvent par les trompes jusqu'à l'ovaire, et c'est par ce mécanisme, comme le dit Bernutz, que se développent très-souvent les ovarites.

Nous verrons tout à l'heure l'influence de la grossesse sur les déplacements de l'utérus, or ceux-ci sont généralement accompagnés du déplacement des ovaires, dont l'importance se trouve singulièrement diminuée par la prédominance des accidents auxquels donne lieu l'affection principale.

Il semble que *plusieurs* grossesses prédisposent les femmes à *l'hydropisie enkystée de l'ovaire;* cependant Nauche regarde celle-ci comme une affection constitutionnelle, et Capuron l'attribue au célibat, à la stérilité et à la vieillesse; par conséquent, d'après ces deux auteurs, la maternité n'aurait aucune influence sur son développement. C'est dire par là que la relation, qui peut exister, entre la grossesse et les kystes de l'ovaire n'est pas bien établie.

Quoi qu'il en soit, on peut dire, d'une manière générale, que toute cause de congestion des ovaires peut prédisposer aux kystes de cet organe. C'est ainsi qu'on a remarqué que les femmes qui n'ont pas eu d'enfants sont plus souvent atteintes par cette affection, surtout lorsque ces femmes ont une constitution érotique prononcée. En effet l'orgasme vénérien produit une congestion, quelquefois très marquée, des ovaires; or cette congestion, se renouvelant trop souvent, constitue une prédisposition aux kystes de l'ovaire; la grossesse au contraire, en modérant les appétits vénériens, détourne cette fluxion ovarique, et dérive la congestion des ovaires au profit de l'utérus; donc la grossesse semblerait être un préservatif des hydropisies de l'ovaire, plutôt qu'une cause prédisposante.

Enfin, d'après Churchill (1), les altérations de nature maligne de l'ovaire paraissent être plus fréquentes chez les vierges. Sans vouloir nier absolument le fait du savant médecin anglais, nous n'osons pas nous prononcer sur sa réalité ; je serais même plus porté à croire, avec bien d'autres, que la tuberculose des organes génitaux, toutes choses égales d'ailleurs, est plus fréquente chez les femmes ayant eu des enfants. En effet presque tous les auteurs ont indiqué l'influence de l'accouchement sur la formation des tubercules dans l'utérus, dans les trompes et les ovaires. C'est ce qu'a démontré le Dr Brouardel (2), ce qu'ont soutenu MM. Namias, Rokitansky et Cruveilhier. La grossesse développant une augmentation d'activité, quelquefois une certaine inflammation dans l'appareil génital, on conçoit qu'elle doit favoriser la manifestation de la diathèse tuberculeuse dans ces organes. Et, chose remarquable, qui témoigne bien de l'influence de la gestation, c'est que la tuberculisation des trompes ou de l'utérus fait quelquefois exception à la loi posée par M. Louis; elle peut être la première manifestation de la tuberculose. On a remarqué enfin que les tubercules commençaient surtout au lieu d'implantation du placenta. Tous ces faits démontrent bien que les grossesses répétées, chez des femmes

(1) Fletwood Churchill. — Traité des maladies des femmes. Paris, 1866.

(2) Brouardel. — De la tuberculisation des organes génitaux de la femme, 1865.

prédisposées, viennent déterminer la localisation du tubercule; elles agissent soit en affaiblissant la constitution, soit en occasionnant de ces inflammations, si communes dans l'état puerpéral.

Les trompes de Fallope et les ligaments utérins, en outre des déplacements que leur fait subir l'utérus gravide, peuvent être atteints de certaines lésions consécutives à la grossesse. Je rangerai sous ce titre deux affections sur la nature et le siége desquelles on n'est pas toujours d'accord : l'*hématocèle péri-utérine* et la *périmétrite* (Siredey), ou phlegmon péri-utérin (Nonat), ou pelvipéritonite (Bernutz).

L'hématocèle péri-utérine est attribuée à plusieurs causes : véritable hémorrhagie de l'ovaire (Nélaton, Laugier), déchirure de la trompe, rupture d'un kyste du pavillon, lésion d'un vaisseau (Richet), reflux du sang de la cavité utérine par les trompes (Bernutz). D'après cette énumération, il est facile de comprendre comment la grossesse prédispose à l'hématocèle : les vaisseaux étant dilatés, fortement congestionnés, peuvent se rompre facilement. Néanmoins la menstruation et surtout les rapports sexuels exagérés sont des causes plus actives et plus fréquentes de cette affection. Cette lésion, une fois produite, est toujours suivie d'une péritonite circonscrite.

Les ruptures ovariques, les ruptures des trompes peuvent être produites par une grossesse extra-utérine, et ces lésions produisent les symptômes de l'hématocèle et de la pelvipéritonite.

Une des affections la plus commune, sans contredit, à la suite des couches, celle qu'avec M. Siredey nous appelons de préférence *périmétrite*, pour ne rien préjuger sur son siége exact, mérite de nous arrêter quelques instants.

A tout moment on rencontre des femmes (particulièrement dans la pratique nosocomiale), qui racontent qu'après un accouchement de date récente, où tout a été normal et sans accident, elles ont été prises de douleurs plus ou moins vives dans le bas-ventre, qui les empêchent de marcher et s'accompagnent de plus ou moins de fièvre. On examine avec soin les organes du bassin, le diagnostic est facile, on ne se méprend pas sur cette affection, attendu qu'on la rencontre trop souvent. Mais voici où l'on peut se tromper, c'est lorsque l'on veut trop préciser, sans grande utilité au point de vue thérapeutique. C'est ainsi que M. Nonat veut que ce soit un phlegmon du tissu cellulaire sous-péritonéal et l'appelle, *phlegmon péri-utérin;* MM. Bernutz et Goupil (1), au contraire, disent que ces prétendus phlegmons péri-utérins ne sont que des tumeurs dues à des péritonites partielles, developpées dans le petit bassin autour de l'utérus et des annexes, sous la dépendance d'une métrite ou d'une altération de l'ovaire ou de la trompe, et ils donnent à cette lésion le nom de *pelvipéritonite.*

Je n'ai pas à discuter la valeur de ces opinions, d'autant plus que, donnant le nom de *périmétrite* à la maladie dont nous parlons, nous évitons ainsi toute discussion inutile. Voyons plutôt quel rôle joue la grossesse dans le développement de cette affection.

Aran en a démontré la fréquence par des recherches très-consciencieuses, et il est arrivé à constater

(1) Arch. gén. de méd., 1857.

que sur 100 femmes, mortes d'affections les plus diverses, 53 présentaient des adhérences ou des fausses membranes dans le péritoine circum-utérin, lésions d'une périmétrite ancienne ou récente. Il est vrai de dire que cette phlegmasie péri-utérine peut se développer en dehors de l'état puerpéral, mais il est incontestable que c'est là une des conditions de beaucoup la plus favorable à son développement.

L'état puerpéral dispose tous les organes à la phlogose, mais principalement l'utérus et ses annexes, le péritoine et le tissu cellulaire péri-utérin. C'est pourquoi la moindre fatigue, le moindre excès, de n'importe qu'elle nature, développent à la suite des couches une périmétrite chez les femmes, qui ne prennent pas suffisamment de précautions. Soit que cette phlegmasie débute par la muqueuse utérine pour s'étendre par les trompes et les ovaires jusqu'au péritoine, soit qu'elle débute par les ovaires ou les trompes, elle se présente toujours après les mêmes influences.

On voit assez fréquemment cette affection se développer au premier rétablissement des menstrues; en effet cette fluxion physiologique constitue une nouvelle prédisposition. Tout ceci nous démontre combien sont importants, au point de vue de la prophylaxie des maladies utérines, les soins à donner aux femmes après l'accouchement.

La périmétrite peut produire quelquefois des désordres, qui ne sont pas sans une certaine gravité; ainsi l'utérus peut être déplacé et contracter des adhérences vicieuses. Il peut se former du pus et des abcès, qui s'ouvrent spontanément, ou que le chirurgien est obligé d'ouvrir pour éviter des fusées purulentes dans les parties voisines. On a vu quelquefois la formation du pus s'accompagner d'accès périodiques et simuler une fièvre intermittente. En outre, il arrive souvent que les femmes se soignent incomplétement soit par négligence, soit à cause des exigences de la vie; et, une nouvelle grossesse survenant dans cet état, il est facile de comprendre qu'elle produira un fâcheux résultat; car, après ce nouvel accouchement, l'ancienne périmétrite se réveillera avec une toute autre intensité et des lésions bien plus graves et plus menaçantes.

La périmétrite peut se développer quelquefois sans grand retentissement général et peut rester inaperçue, souvent même les réponses de la malade sont trompeuses et le médecin peut facilement être induit en erreur; de telle sorte qu'un grand nombre de ces inflammations sont méconnues. Lé médecin doit se prémunir contre cette cause d'erreur, d'autant plus que le diagnostic de ces périmétrites latentes a une grande importance au point de vue de la prophylaxie de ces maladies. En effet, nous savons combien sont fréquentes les récidives et voilà pourquoi on ne pourra les éviter qu'autant que leur existence sera connue ou du moins soupçonnée. C'est ainsi que l'examen par le toucher est souvent indispensable et souvent apprend beaucoup, à condition qu'on explore avec grand soin tous les culs-de-sac vaginaux, pour apprécier l'élasticité et la souplesse de leurs parois et en même temps pour constater la mobilité plus ou moins grande de l'utérus.

2° *Maladies de l'utérus.* — « Dans le domaine étiologique de la pathologie utérine, tout est lent, tout est préparé de longue main par des modifications longues et graduelles et souvent c'est une circonstance fortuite presque insignifiante qui amène la révélation de l'état morbide, au moment que l'on s'y attendait le moins » (1). Il est évident que la grossesse et l'accouchement jouent un grand rôle dans le développement de ces affections, mais ils agissent surtout comme causes prédisposantes et la maladie n'attend plus qu'une circonstance pour se développer; quelquefois cependant la grossesse agit comme cause efficiente, ce qui constitne les accidents de la gestation et de la parturition. Dans le premier cas, c'est surtout la succession de plusieurs grossesses qui a une action marquée, dans le second cas il suffit d'une seule grossesse.

Les érosions variqueuses du col utérin sont très-fréquentes pendant la gestation, sans conséquences graves. Cependant quelques-unes persistent et ont été étudiées dans la thèse de M. Dubrueil sous le nom d'*ulcérations suite de couches.* — Ces érosions variqueuses s'expliquent par la stase sanguine. Quelquefois, par suite des modifications qu'éprouve le tissu utérin, elles revêtent le caractère fongueux, deviennent saignantes et provoquent des accidents graves tels que l'avortement (2).

Nous avons déjà parlé de l'état hypertrophique de l'utérus qui peut persister après l'accouchement, nous

(1) Aran. — Leçons cliniques sur les maladies de l'utérus.
(2) Richet. — Bulletin de la Société de chirurgie, t. V.

n'y reviendrons pas ; mais une maladie plus fréquente et qui peut causer cette hypertrophie, c'est la *métrite.* Il est facile de concevoir que les changements physiologiques apportés par la grossesse, le traumatisme produit par l'accouchement, doivent être une cause fréquente d'inflammation utérine. D'ailleurs la cicatrisation de la plaie placentaire ne peut se faire sans une inflammation physiologique; or dans ces conditions, la moindre imprudence conduit à un état morbide.

Le maximum de fréquence de la métrite se trouve de 20 à 30 ans, c'est-à-dire, à l'âge où les fonctions génératrices s'accomplissent avec le plus d'activité, où les rapports sexuels et les grossesses sont plus fréquents; c'est ce qu'a démontré M. Nonat dans son traité des maladies de l'utérus. — L'inflammation utérine, comme nous l'avons dit, peut s'étendre et produire des lésions du côté des annexes de l'utérus. La distinction en métrite parenchymateuse et métrite muqueuse est tout à fait arbitraire et indique simpleplement une inflammation plus ou moins profonde. Du reste ce qu'on a décrit comme métrite parenchymateuse serait, d'après Velpeau, une déviation ou une flexion de l'utérus; d'après M. Nonat, ce serait le phlegmon péri-utérin, et d'après M. Bernutz, la pelvipéritonite. En d'autres termes, c'est dire qu'on ne doit distinguer qu'une inflammation de la muqueuse s'étendant plus ou moins profondément.

A l'état aigu cette maladie est fréquente après la grossesse, mais elle est encore plus fréquente à l'état chronique et elle constitue alors une maladie très rebelle, souvent d'une ténacité désespérante. Elle se confond avec la leucorrhée utérine, qui en est le symptôme, la manifestation.

L'orifice utérin est rendu plus étroit et non dilatable par suite de blessures consécutives à un accouchement antérieur, il arrive même quelquefois que cet orifice est complétement oblitéré par suite de l'inflammation, qui a développé des brides cicatricielles. On conçoit à quels accidents ultérieurs exposent ces lésions, il est inutile de les rappeler ici.

Il reste quelquefois après la gestation une disposition à des métrorrhagies fréquentes, en dehors bien entendu des hémorrhagies qui peuvent accompagner l'accouchement. Ces hémorrhagies utérines sont souvent dues à des ulcérations, qui persistent après la parturition, ou bien à un état variqueux des vaisseaux utérins, ou bien à toute autre cause ; mais ce qui est certain, dit Valleix (1), c'est qu'on a remarqué que les femmes qui ont eu de nombreux accouchements, et surtout à de courts intervalles, sont plus sujettes que les autres à la métrorrhagie.

La fatigue après l'accouchement peut produire une affection peu connue dans sa nature et qui est caractérisée « par un état douloureux de l'utérus sans apparence de lésion et sans qu'il paraisse y avoir une tendance à ce qu'il s'en développe ultérieurement » (2). C'est ce qu'on a appelé l'*utérus irritable*, sans dire si cette maladie est de nature névralgique ou rhumatismale, ou si elle est une inflammation larvée.

(1) Valleix. Guide du médecin praticien. 5e édition. Paris, 1866.

(2) Churchill. Traité pratique des maladies des femmes. Trad. par Wieland et Dubrisay. Paris, 1866.

La congestion du col et son ulcération granuleuse sont des accidents très-fréquents chez les femmes, après la grossesse et l'accouchement; il en est de même de son induration, de son hypertrophie et de son déplacement.

Les tumeurs fibreuses de l'utérus se développent chez les femmes qui n'ont jamais eu d'enfants, comme chez celles qui en ont eu. Quant au cancer utérin, on a dit que les filles vierges, ou les femmes qui n'avaient pas eu d'enfants, y étaient plus exposées que les autres; ce fait est au moins douteux et se trouve en désaccord avec les recherches de M. Lebert (1).

La grossesse et le travail de l'accouchement exposent les femmes à la rupture de l'utérus; mais cette lésion est bien rarement spontanée, comme M. Tardieu l'a démontré (2). Pendant la gestation, elle peut se produire dans le cas d'une grossesse interstitielle, ou bien elle est le résultat d'une maladie des parois utérines, inflammation, gangrène, ramollissement.

Pendant le travail, diverses causes peuvent donner lieu à la rupture de l'utérus : d'abord une maladie des parois utérines, ou peut-être une particularité dans leur structure; ensuite un certain degré de rétrécissement du détroit supérieur, une mauvaise position de l'utérus, les manœuvres obstétricales ou toute espèce de violence, la rigidité ou l'imperforation du col utérin, l'occlusion partielle ou complète du

(1) Lebert. Traité pratique des maladies cancéreuses. Paris, 1851.

(2) Tardieu. Étude médico-légale sur l'avortement. Paris, 1863.

vagin; enfin cette lésion se remarque rarement chez une primipare, au contraire les multipares y sont plus exposées par suite des modifications de structure que l'utérus a subies dans les premières gestations.

Les produits de conception dégénérés sont les causes, de beaucoup les plus fréquentes, des môles qui se développent dans l'utérus; certains auteurs n'ont même voulu reconnaître que la conception, comme cause de ces productions. Il est admis aujourd'hui que les môles peuvent se développer chez les vierges; or, c'est là un point important à établir surtout au point de vue de certaines questions de médecine légale.

Le fait du Dr Ewen, rapporté par Fleetwood Churchill, prouve bien qu'il y a une espèce de môles hydatiques sans relation avec la grossesse.

La physométrie, ou tympanite utérine, est plus fréquente chez les femmes après l'accouchement; elle serait due en effet à la décomposition putride du placenta, d'un caillot ou des lochies.

La grossesse prédispose encore aux divers déplacements de l'utérus; nous allons les étudier successivement.

Follin et M. Verneuil ont constaté que l'antéflexion existait à l'état physiologique chez l'enfant nouveau-né et chez la femme vierge. C'est cette disposition qu'Aran a désignée sous le nom d'*antécourbure;* ce même auteur a remarqué que les rapports sexuels et surtout la grossesse faisaient disparaître cette antécourbure, et alors les axes du corps et du col se confondent.

La grossesse produit en outre des déplacements quelquefois considérables et qui gênent les fonctions des organes du bassin; divers mécanismes contribuent à ces déplacements. Le relâchement des parois vaginales et surtout celui des ligaments utérins sont des causes prédisposantes; à cela viennent s'ajouter une congestion et une hypertrophie des parois utérines, de telle sorte que le fond de l'utérus devient plus lourd que de coutume, et alors un effort soudain peut produire le renversement de la matrice, ce qui donne lieu soit à une *antéflexion* ou à une *antéversion*, soit à une *rétroflexion* ou à une *rétroversion*, suivant certaines dispositions spéciales que je n'ai pas à analyser ici. Il arrive encore souvent que le déplacement produit une pelvipéritonite, qui fixe l'utérus dans des rapports anormaux; d'autres fois l'inflammation péritonéale débute et produit consécutivement le renversement de l'organe.

L'antéflexion et l'antéversion sont plus communes que la rétroflexion et la rétroversion; c'était facile à prévoir d'après la disposition anatomique de l'utérus.

Ces déplacements peuvent se produire au début de la grossesse et causer alors des accidents graves, car la matrice, étant contenue dans le petit bassin, ne peut pas se développer, et l'avortement en est la conséquence inévitable, si on ne peut la redresser. Quoique ces renversements puissent se produire à toutes les périodes de la vie, ils sont bien plus fréquents après des grossesses répétées ou des avortements.

Enfin parmi les déplacements de l'utérus, il faut encore ranger le *prolapsus* et l'*inversion* de cet organe. Plus les accouchements ont été nombreux, plus les conditions de prolapsus sont favorables. La déchirure du périnée en est souvent une cause; le relâchement des ligaments de l'utérus et des parois vaginales en est la condition indispensable. Churchill prétend avoir trouvé cette affection chez des filles n'ayant pas eu d'enfants; le Dr Alexandre Monro a rapporté un cas de prolapsus chez un enfant de 3 ans.

Il peut arriver qu'un premier accouchement produise le prolapsus utérin et qu'un second le fasse disparaître, si la femme a été convenablement soignée.

Dans un mémoire remarquable sur les allongements hypertrophiques du col de l'utérus, M. Huguier (1) s'est efforcé de démontrer que généralement la partie en prolapsus n'est pas le corps de la matrice, mais seulement le col hypertrophié et qui peut atteindre des dimensions telles, qu'il conseille comme traitement la résection ou l'amputation de la totalité du col. Sans admettre tout ce qu'a d'un peu trop absolu cette opinion, il faut reconnaître qu'elle trouve son application plus souvent qu'on ne le croyait avant les recherches de M. Huguier.

Le prolapsus peut se produire pendant les premiers temps de la grossesse, par suite de l'augmentation du poids de l'utérus et de son redressement, qui le met dans l'axe du vagin; mais après l'accouchement cet accident est bien plus fréquent. On a vu quelquefois, si le bassin est large et les contractions trop violentes, cet accident se produire pendant le travail.

L'*inversion* de l'utérus ne se rencontre guère en dehors de la parturition, cependant elle a été consta-

(1) Huguier. Mémoire sur les allongements hypertrophiques du col de l'utérus. Paris, 1860.

tée à la suite d'expulsions de tumeurs. Un accouchement trop rapide, surtout si la femme accouche debout, ou si elle fait de trop violents efforts, est la condition habituelle dans laquelle cet accident se produit. L'inversion de l'utérus peut se faire quelques jours après l'accouchement, soit à cause de l'atonie utérine, soit à cause de contractions irrégulières de l'organe. Elle est plus fréquente immédiatement après l'accouchement, ou pendant la délivrance. On a même accusé des tractions intempestives sur le cordon, pour hâter la sortie du placenta, d'avoir causé l'inversion; dans tous les cas ce ne serait là qu'une cause tout à fait secondaire.

Baudelocque a vu une inversion se produire le troisième jour après l'accouchement; le Dr Cowen (de Melzon) a publié une observation, où elle s'est produite quatre-vingts jours après les couches (1).

3° *Maladies du vagin et de la vulve.* — La grossesse et l'accouchement peuvent produire diverses maladies du vagin et de la vulve. La grossesse agit par la congestion physiologique, qui l'accompagne et qui peut se prolonger après la gestation, pour produire une véritable inflammation, ou du moins une dilatation des vaisseaux et quelquefois une lésion de nutrition amenant une hypertrophie du tissu cellulaire. Ainsi on peut rencontrer, chez les femmes qui ont eu plusieurs enfants, une hypertrophie du tissu cellulaire qui entoure l'urèthre.

(1) Churchill. Traité pratique des maladies des femmes. Paris, 1866.

Il arrive fréquemment (2/3 des femmes) qu'une *vaginite granuleuse* se développe chez les femmes enceintes, mais elle disparaît rapidement après l'accouchement, à moins que l'irritation ne soit entretenue par un écoulement âcre et irritant. Si le travail a été très-laborieux, et surtout si l'intervention chirurgicale est devenue nécessaire, le vagin est exposé à de graves inflammations, par suite de l'attrition ou même de la déchirure des parties; et cet accident peut alors persister plus ou moins de temps, il peut même produire consécutivement l'occlusion complète du vagin; ce qui est dû à des cicatrices, des callosités, des adhérences, résultat de l'inflammation et de la suppuration.

La *folliculite vulvaire*, décrite avec tant de soins par M. Huguier, se montre tout particulièrement pendant la grossesse, d'après le même auteur.

Enfin, les *tumeurs sanguines*, ou les *thrombus de la vulve et du vagin* sont des suites malheureusement trop communes de la gestation, et leur développement est facile à concevoir. En effet le système veineux-artériel, annexé au vagin et aux parties génitales externes, est extrêmement riche; or, pendant la grossesse, il y a congestion exagérée, stase sanguine déterminée par la gêne de la circulation en retour, dont la cause se trouve dans le développement de l'utérus. Les veines ainsi distendues et peut-être amincies peuvent se rompre spontanément, ou sous l'influence d'une violence extérieure (1); néanmoins ces tumeurs variqueuses té-

(1) Valleix. Guide du médecin praticien. 5e édition. Paris, 1866.

moignent d'une disposition spéciale. Pendant la grossesse cet état devient plus grave, et il y a même quelques dangers à craindre pour le moment du travail.

Le prurit de la vulve peut naître sous l'influence de la grossesse, disparaître avec elle; d'autres fois ces deux états n'ont aucun rapport. Le traumatisme de l'accouchement peut produire quelquefois des désordres autrement considérables. A part les abcès pelviens siégeant entre le rectum et le vagin, ou autour du vagin, le passage de la tête du fœtus, pendant un accouchement laborieux, peut produire encore la *déchirure de la vulve et du périnée.*

«On a vu la vulve et le rectum ne plus former qu'un vaste cloaque, réceptacle commun des excréments et des mucosités vaginales, qui, n'étant tenus par aucun sphincter, s'écoulaient incessamment au dehors. Lorsque de pareilles plaies sont abandonnées à la nature, loin que leurs lèvres s'affrontent et s'agglutinent, elles se rétractent peu à peu, s'éloignent, et font disparaître jusqu'aux dernières traces de la partie inférieure de la cloison recto-vaginale» (1).

Cet accident, toujours très-fâcheux, est peu gênant quand il est peu marqué, et passe même presque inaperçu, ne laissant qu'une légère vulvite, qui guérit facilement. Mais quand la déchirure est considérable, elle devient une cause d'ennui et de souffrances continuelles. Enfin, à la suite de cette blessure, il reste des callosités, ou des cicatrices irrégulières, qui peuvent nuire aux accouchements suivants.

(1) Mme Lachapelle. Pratique des accouchements. Paris, 1825.

On observe d'autres fois un phénomène plus curieux, c'est la *rupture centrale du périnée*, à travers laquelle l'enfant passe quelquefois et se dégage : j'ai observé un fait analogue à la Clinique, dans le service de M. Depaul, au commencement de décembre 1867.

Le travail pénible de la parturition peut causer d'autres accidents, non moins désagréables et peut-être plus fréquents que la déchirure du périnée; je veux parler des *fistules vaginales.* Toutes les causes de dystocie, occasionnant un arrêt de la tête du fœtus dans l'excavation, peuvent être suivies d'une plaque gangréneuse par compression et par arrêt de la circulation, il en resulte le plus souvent une fistule vésico-vaginale, d'autres fois une fistule vésico-utérine ou recto-vaginale.

La plaie contuse du vagin s'accompagne d'inflammation, et tous les tissus contusionnés sont désorganisés par la suppuration ; d'autres fois il se forme dans la cloison vésico-vaginale des épanchements sanguins, qui s'abcèdent et donnent lieu à une perte de substance; dans tous ces cas il se forme une fistule.

L'accouchement qui se fait par les pieds paraît être, plus souvent que les autres, accompagné de fistule vaginale, ce que Jobert (de Lamballe) a judicieusement expliqué en disant que, dans ces présentations, la difficulté se trouvant dans le dégagement de la tête, celle-ci séjournait plus longtemps dans le vagin et en contusionnait plus facilement les parois.

Enfin, le *relâchement des parois du vagin* peut produire divers accidents, désignés sous les noms de cystocèle et rectocèle vaginale. Ce dernier, quoique beaucoup plus rare, s'observe quelquefois, et pour ma part j'en ai vu deux cas dans le courant de l'année dernière, l'un dans le service de M. Bourdon, à la Charité, l'autre dans le service de M. Jarjavay, à la Clinique; tous deux étaient la conséquence d'un accouchement difficile et laborieux.

Avant de terminer cette énumération des maladies génitales, qui sont en rapport avec la grossesse, je dois signaler le *relâchement des symphyses du bassin*. La mobilité, dont jouissent les articulations pelviennes chez les femmes en couches, peut être portée au point de permettre un écartement considérable entre les surfaces articulaires, et c'est alors une véritable altération pathologique; car cette maladie peut persister plusieurs mois, quelquefois plusieurs années. En général, le repos au lit, ou un bandage compressif maintenant le bassin dans l'immobilité, suffisent pour triompher de cette infirmité, qui, sans cela, empêcherait les femmes de marcher. Si cette lésion se complique d'une inflammation des symphyses, le traitement devient plus complexe et la guérison est obtenue plus difficilement.

La grossesse est aussi une cause fréquente d'*inflammations et d'abcès du sein*. L'irritation et la congestion, auxquelles donne lieu la sécrétion lactée, peuvent varier énormément; si ces modifications physiologiques sont portées trop loin, il se produit l'état morbide dont nous parlons. Ainsi, cette congestion excessive doit être considérée comme la cause la plus fréquente d'abcès mammaires; d'autres fois c'est une fissure, ou une crevasse du mamelon qui en est la cause et le point de départ.

Lorsque l'inflammation du sein se développe pendant la grossesse, elle offre un caractère spécial, dit Velpeau; c'est de ne guérir qu'après l'accouchement.

Nous pouvons terminer ici ce premier paragraphe des prédispositions pathologiques de la femme-mère, et nous pouvons dire avec Aran : Le développement d'une maladie de l'utérus ou de ses annexes se rattache le plus souvent à un avortement, ou à un accouchement à terme, *dont les suites n'ont pas été convenablement respectées*; on peut évaluer aux deux tiers les affections qui reconnaissent cette cause.

§ II. — *Maladies générales.*

L'état puerpéral place les femmes dans des circonstances toutes spéciales, qui les disposent à être affectées de certaines maladies. Cette disposition générale de l'organisme de la femme est le résultat d'un épuisement, qui n'est pas seulement consécutif à l'accouchement, mais qui a été préparé de longue main, pour ainsi dire, par le travail même de la grossesse (1). Bien que l'état puerpéral n'exerce le plus souvent sur les forces de la femme qu'une simple dépression, qui n'a rien de morbide, il devient dans quelques cas une maladie véritable, pour peu qu'une cause, souvent imprévue, vienne agir sur ce terrain prédisposé.

(1) Mordret. — De la mort subite dans l'état puerpéral. Paris, 1858.

C'est ainsi que l'influence épidémique intervient si fatalement dans le développement de la fièvre puerpérale. Lorsque cette maladie n'existe que sporadiquement, elle offre beaucoup moins de gravité ; quoi qu'il en soit, elle est toujours le plus terrible ennemi des femmes en couche.

La fièvre puerpérale se présente sous diverses formes ou lésions, sans changer de nature, et qui peuvent varier beaucoup, suivant le génie de l'épidémie ; je n'ai pas à les décrire.

Sous l'influence de cette infection épidémique, on voit fréquemment les femmes en couche être atteintes par des inflammations diverses ; de telle sorte que, sans être prises par l'épidémie elle-même, elles semblent ne pouvoir échapper entièrement à cette influence. Les affections de poitrine sont, sans contredit, les plus communes. Dernièrement, dans le service de M. Bourdon, à la Charité, à un moment où sévissait une légère épidémie, j'ai vu cinq pleurésies, sur quatorze femmes en couche. D'autres fois ce sont des pneumonies ou des phlegmasies viscérales quelconques, que l'on rencontre plus souvent ; or, toutes ces lésions indiquent une influence épidémique, qui se manifeste de différentes façons.

Il est une forme de fièvre puerpérale que Beau désignait sous le nom de *fièvre cérébrale tremblante*, et qui ne me paraît être qu'une fièvre puerpérale *foudroyante* ou *pernicieuse*, si je puis m'exprimer ainsi.

J'en ai observé un cas à la Charité pendant que j'étais l'élève de ce savant et vénéré maître.

Voici, en résumé, comment s'est présentée cette affection :

Le 13 mai 1865, entrait au n° 28 de la salle Sainte-Marthe une femme accouchée depuis peu. Sa figure égarée, anxieuse, indiquait une lésion grave; il fut facile de diagnostiquer une péritonite puerpérale.

Mais le lendemain les choses avaient changé; son état s'était singulièrement aggravé et était caractérisé par la perte de connaissance encore incomplète, un bégaiement très-marqué, de la carphologie et du coma; puis elle fut prise d'un tremblement continuel avec tous les signes d'une agonie qui commence. Cet état a duré à peine vingt-quatre heures; le 15 mai au matin la malade avait succombé.

M. Beau nous dit alors que cette femme était atteinte d'une maladie rare, qui n'avait pas été étudiée, mais qu'il nommerait volontiers une *fièvre cérébrale tremblante*. Il ajouta qu'elle est toujours consécutive à une autre maladie et que les causes morales jouent un grand rôle dans son développement. Anatomiquement elle est caractérisée par un ramollissement de la surface cérébrale; enfin elle est toujours incurable.

A l'autopsie de cette malade, M. Beau fit de son mieux pour trouver le ramollissement cérébral, mais l'existence de cette lésion a laissé encore quelques doutes dans mon esprit. Ce fait seul, que j'ai observé, ne peut établir aucune conviction, je me contente de le rapporter.

Il serait d'ailleurs peut-être difficile de distinguer cette affection du délire aigu, de la phrénésie, de la méningo-encéphalite.

On a beaucoup discuté sur la nature de la fièvre puerpérale, et je ne m'aventurerai pas dans cette discussion, qui m'entraînerait beaucoup trop loin. Du reste, au point de vue thérapeutique, on est arrivé à ce seul résultat: prouver que la suppression des hôpitaux d'accouchements est le seul moyen de combattre la fièvre puerpérale. C'est ce que M. Depaul, dont l'expérience personnelle ne peut être contestée, disait à l'Académie, en 1858, en terminant un de ses discours : « J'ai la profonde conviction que c'est la seule manière de faire disparaître la fièvre puerpérale, ou de diminuer notablement ces épidémies meurtrières, qui viennent périodiquement porter le deuil dans les familles et attrister les médecins qui, n'ayant à leur opposer que des médications incertaines, n'interviennent presque constamment que pour confesser leur impuissance. » (1)

Il est encore un accident que l'on peut mettre à côté de la fièvre puerpérale et qui peut se produire lorsque la placenta n'a pas été complétement expulsé de l'utérus. Alors il se putréfie dans l'organe gestateur, et dans certaines conditions, difficiles à apprécier, la résorption putride a lieu; d'où des accidents très-graves, qui amènent fatalement la mort. On a même expliqué certains cas de mort subite, dans l'état puerpéral, par la pénétration de l'air ou de gaz putrides dans les veines utérines, productions gazeuses résultant de la putridité du placenta (2).

Dans l'état puerpéral il existe un état particulier du sang, qui le dispose à la formation du pus, c'est, pour ainsi dire, comme une *diathèse purulente;* aussi tous les cas de fièvre puerpérale sont caractérisés par la

(1) Mordret. — De la mort subite dans l'état puerpéral. Paris, 1858.

(2) Depaul, Bull. de l'Académie de Médecine. Paris, 1858.

formation d'une ou plusieurs collections de pus.

Il est un autre caractère de l'état puerpéral, c'est l'*état de fibrinose*, qui prédispose le sang à se coaguler dans tous les vaisseaux ; la chloro-anémie de la nouvelle accouchée prédispose aussi à cette coagulation vasculaire.

Les concrétions sanguines dans les veines sont des manifestations fréquentes de la dyscrasie puerpérale ; elles peuvent être liées à une véritable inflammation du tissu des parois veineuses, mais le plus souvent elles sont spontanées et sous la dépendance de cette propriété que Vogel a appelée inopexie (ἴς, ἰνος, fibrine θῆξις, coagulation). Cette thrombose primitive peut amener consécutivement une phlébite, et alors le pronostic devient beaucoup plus grave.

Le siége le plus ordinaire de ces coagulations se trouve dans les membres inférieurs et constitue une maladie bien commune, la *phlegmatia alba dolens*. Néanmoins il ne faudrait pas en conclure que la coagulation ne puisse se faire dans les membres supérieurs. Dans la *Gazette des hôpitaux* du 24 septembre 1867, on cite un cas de phlébite puerpérale généralisée, que j'ai vue dans le service de M. Monneret et qui a débuté par les deux veines brachiales, deux mois après l'accouchement.

La *phlegmatia alba dolens* peut se déclarer à la suite de la première couche, mais elle est beaucoup plus fréquente chez les multipares ; de plus, les femmes qui en ont souffert une première fois sont très-aptes à en avoir une seconde atteinte, après un deuxième accouchement. Cette maladie, dont on a beaucoup discuté la nature, se produit sous la dépendance de cette même dyscrasie, l'inopexie ; et s'il y a en même temps phlébite, elle s'est en général développée consécutivement.

Les concrétions sanguines peuvent produire deux phénomènes: l'arrêt de la circulation et une embolie, dont les conséquences sont toujours sérieuses.

Les thromboses de l'artère pulmonaire sont fréquentes chez les femmes en couche; c'est à Virchow que nous devons la doctrine de l'embolie pulmonaire, qui a servi depuis à expliquer bien des cas de morts subites dans l'état puerpéral. D'après ce savant pathologiste, la thrombose pulmonaire « serait rarement primitive, elle serait le plus souvent due à un caillot migrateur, dont l'origine peut être retrouvée sur un point du système veineux. »

En rapport avec cette disposition morbide du sang des femmes enceintes et des nouvelles accouchées, il peut se manifester des obstructions artérielles ; cependant cette affection est beaucoup plus rare que les précédentes.

« Le Dr Simpson assigne à la production de cette maladie après l'accouchement les causes suivantes :

« 1° Le départ de végétations organisées des valvules aortiques ;

« 1° L'expulsion de caillots nouvellement formés dans le cœur et lancés dans la circulation ;

« 3° La production d'une artérite ;

« 4° Certaines conditions morbides du sang, ou la présence dans la circulation de certains matériaux étrangers ;

« 5° Dans un cas, on a constaté la déchirure de la tunique interne du cœur » (1).

La paralysie et la gangrène sont les conséquences immédiates les plus caractéristiques de cette affection. S'il arrive que les artères cérébrales s'oblitèrent, il peut survenir du ramollissement cérébral et des accidents très-graves, qui peuvent être rapidement mortels. C'est peut-être à un accident de ce genre qu'on pourrait attribuer la *fièvre cérébrale tremblante*, décrite par Beau, et dont nous avons déjà parlé.

Ces obstructions artérielles peuvent donner lieu à des symptômes très-variés et très-nombreux, dont il est souvent difficile d'interpréter la cause. C'est ainsi que l'on voit quelquefois les femmes en couche se plaindre de la perte partielle, le plus souvent totale, de la vision dans un œil. Ce phénomène trouve son explication dans l'oblitération de l'artère centrale de la rétine par une embolie, ce qui entraîne la paralysie de ce nerf de sensibilité spéciale et par suite la cécité.

Les phlegmasies de la plèvre et des poumons se rencontrent assez fréquemment chez les femmes nouvellement accouchées, pour qu'on puisse dire qu'elles semblent prédisposées à ces affections (2).

La gestation et l'état puerpéral constituent de même une prédisposition marquée au *rhumatisme*, en rapport peut-être avec la fibrinose du sang. C'est le rhumatisme *génital* des auteurs. Il diffère de la forme ordi-

(1) Churchill, Traité pratique des maladies des femmes. Paris, 1866.

(2) Bouillaud, Bulletin de l'Académie de médecine, 1857.

naire en ce qu'il se localise sur une ou deux articulations, s'accompagne de peu de fièvre et a comme de la tendance à tourner en tumeur blanche; il est de même peu justiciable du sulfate de quinine.

En dehors de cette prédisposition générale, on rencontre encore quelquefois des *arthrites puerpérales*, tout comme on rencontre des *arthrites blennorrhagiques*. Il semble en effet difficile de nier dans ces cas l'action de la puerpéralité. Dernièrement, dans le service de M. Bourdon, à la Charité, salle Sainte-Eugénie, il s'est présenté un cas de ce genre :

Une femme accouche d'un enfant à terme dans de très-bonnes conditions; les renseignements n'apprennent rien de particulier sur les antécédents de la malade. Cinq ou six jours après les couches, sans avoir d'autre accident, elle est prise d'une affection du poignet droit, qui n'est autre qu'une arthrite compliquée de synovite des tendons extenseurs. En effet, toute la main était gonflée et dure, les mouvements impossibles ; la malade laissait tomber la main comme dans le cas d'une paralysie des extenseurs. Cette affection s'est terminée par la guérison, après trois semaines ou un mois; c'était bien là une *arthrite puerpérale*.

Ces faits, sans être communs, ne sont pas rares et méritent d'être signalés.

Quelques jours plus tard, dans le même service de M. Bourdon, il s'est présenté une autre femme atteinte de la même affection. Peu de temps après ses couches, elle fut prise d'une arthrite coxo-fémorale très-douloureuse, dont la nature puerpérale me paraît incontestable. Dans ce cas on a employé avec succès l'opium, la poudre de Dower, tout en aidant cette médication générale par une médication locale antiphlogistique et résolutive. Cette malade a présenté un autre côté très-intéressant; elle a été affectée successivement de plusieurs maladies, toutes sous la dépendance de la puerpéralité. Agée de 20 ans, primipare, elle fut prise d'abord d'une *métro-péritonite*, puis d'une *bronchite*, qui se compliqua de *pleurésie;* ces affections disparurent bientôt pour céder la place à l'*arthrite coxo-fémorale;* à peine celle-ci était-elle guérie, qu'il se développa une *phlegmatia alba dolens* sur la jambe du côté opposé où avait siégé l'arthrite. Malgré tous ces accidents la femme a résisté et elle est en ce moment en parfaite convalescence.

L'*endocardite* se rencontre assez souvent dans l'état puerpéral, soit qu'elle se développe primitivement, soit qu'elle apparaisse consécutivement au rhumatisme (1). Lorsqu'elle est primitive, ce qui est le plus ordinaire, elle se présente sous une forme très-grave et qui s'accompagne souvent des symptômes habituels de l'infection purulente; je veux parler de l'*endocardite ulcéreuse*. MM. Charcot et Vulpian l'ont vue naître et se développer chez une femme grosse, arrivée au huitième mois de la gestation (2); elle est plus commune après l'accouchement. « Cette affection semble se développer sous l'influence de l'état général dans lequel se trouve placée la femme en couches, aussi bien avant la parturition qu'après le travail, c'est-à-dire, sous l'influence des altérations profondes de son économie,

(1) Bouillaud, Bulletin de l'Académie de médecine, t. XXII.
(2) Gazette médicale de Paris, 1862.

produites successivement par l'état puerpéral» (1).

L'activité de la nutrition et surtout l'activité de la production de la fibrine pendant la grossesse amènent des modifications importantes dans l'organisme de la femme; elles peuvent quelquefois produire des lésions graves.

L'hypertrophie thyroïde, ou *goître des femmes enceintes*, est une de ces affections qui se montrent quelquefois et peuvent même produire la mort subite par véritable suffocation, comme l'a dit Natalis Guillot (2).

Chailly-Honoré (3) a vu à la Clinique un goître, développé sous l'influence de la grossesse, augmenter pendant l'accouchement et disparaître petit à petit après les couches. Les choses ne se terminent pas toujours aussi simplement dans le *goître aigu*, décrit par Natalis Guillot, auquel nous avons emprunté ce que nous allons dire.

Cette lésion ne paraît être qu'une hypertrophie pure et simple des éléments fibreux et granuleux constitutifs du corps thyroïde; elle est en rapport avec la série des modifications, qui s'accomplissent en d'autres parties du corps pendant la durée de la gestation; modifications,qui semblent tenir à l'activité de la production de la fibrine pendant la grossesse. Le développement morbide du corps thyroïde s'accomplirait donc comme se fait le développement de l'utérus, le

(1) J. Simon, Des Maladies puerpérales. Thèse d'agrégation, 1866.

(2) N. Guillot, Gazette des hôpitaux, 1860.

(3) Chailly-Honoré, Traité de l'Art des Accouchements. 5e édition. Paris, 1867.

développement de la glande mammaire et celui des ligaments ronds, comme se font enfin les productions accidentelles de portions osseuses sur la paroi interne du crâne et à la surface des os du bassin chez certaines femmes vers la fin de la grossesse, c'est-à-dire, par le dépôt successif et la production progressive du tissu fibreux.

Nous verrons, en étudiant la diathèse hydropique des femmes enceintes, les troubles de la circulation liés à une lésion du sang; nous avons à signaler maintenant l'*hypertrophie normale du cœur gauche*, comme pouvant aussi produire des troubles dans la circulation.

C'est à cette lésion que M. Larcher attribue la persistance de la bronchite chez les femmes enceintes et la gravité plus considérable de la pneumonie. D'après le même auteur, il semblerait que l'aptitude à l'avortement, ou à l'accouchement prématuré, aurait quelques rapports avec l'hypertrophie cardiaque. Enfin, cette lésion constituerait encore une prédisposition à l'épistaxis, l'hémoptysie, la métrorrhagie, l'hémorrhagie cérébrale.

Les *éruptions cutanées* sont fréquentes dans l'état puerpéral, en raison de la susceptibilité plus grande de la peau et des fonctions plus actives de cette membrane. Il y a deux variétés spéciales que l'on rencontre plus souvent, c'est l'exanthème scarlatiniforme et miliaire; ils coexistent généralement, et c'est à la combinaison de ces deux exanthèmes que M. Guéniot, dans sa remarquable thèse inaugurale, donne le nom de *scarlatinoïde puerpérale*.

L'état puerpéral constitue manifestement une prédisposition à contracter cette maladie dans la période consécutive à l'accouchement. En effet, dit M. Guéniot, sur 1,112 malades (639 hommes et 473 femmes), il ne s'est présenté qu'*un* seul cas de scarlatine; tandis que, sur un chiffre de 575 femmes en couche, on a observé 8 faits de scarlatine, ou plutôt de scarlatinoïde. « Cette prédilection de la scarlatinoïde pour l'état de couches est en rapport avec l'immunité presque complète, sinon absolue, dont jouit l'état de grossesse à l'égard de cette affection (1). »

L'*ostéomalacie* est encore une de ces maladies qui peuvent se développer sous l'influence de la grossesse. M. Ducrest (2) a étudié les modifications du système osseux pendant la gestation; il résulte de ses recherches que l'état de grossesse amène un certain degré de ramollissement des os, dû à un trouble notable dans la sécrétion des matières solides du système osseux. « Ces troubles se révèlent par l'apparition de la kyestéine, cette espèce de cremor qui se montre à la surface de l'urine des femmes enceintes, et qui, suivant Gubler, n'est autre chose qu'une couche de phosphate ammoniaco-magnésien, sur laquelle végètent, quand on a laissé reposer ces urines, des mucédinées, phosphate qui se trouve en excès dans l'urine des enfants rachitiques (3). »

Le squelette de la femme Supiot, déposé au musée

(1) Guéniot, Thèse 1862.

(2) Arch. gén. de méd., 4e série, t. IV.

(3) Trousseau, Clinique médicale de l'Hôtel-Dieu, 3e édition. Paris, 1868, t. III.

Dupuytren, est un bel exemple des déformations que produit l'ostéomalacie puerpérale. Cependant cette affection ne se présente pas toujours avec la même gravité et avec des lésions aussi étendues. On voit quelquefois le relâchement des symphyses du bassin se compliquer d'ostéomalacie généralement légère et qui même reste le plus souvent inaperçue. Ce n'en est pas moins un accident fâcheux; car, si la femme ne se soigne pas, il peut se former une légère déformation du basssin qui, à une seconde grossesse, deviendra plus considérable et finira peut-être par produire un vice de confirmation tel, qu'un accouchement ultérieur peut devenir impossible.

Les femmes enceintes semblent être en quelque sorte sous l'influence d'une *diathèse hydropique*, qui est liée à des causes très-diverses. L'œdème, uniquement produit par la pression de l'utérus, disparaît avec la gravidité de cet organe; mais il arrive souvent que l'œdème des femmes enceintes est la complication d'une maladie du système nerveux, ou qu'il est survenu sous l'influence de causes plus spéciales, et alors il persiste plus ou moins longtemps.

L'anasarque, ou œdème généralisé, peut se produire sous l'influence d'un état général atonique; ou bien sous l'influence d'un état pléthorique, la pléthore séreuse; ou bien sous l'influence d'un état particulier, l'albuminurie. Toutes ces causes peuvent intervenir chez les femmes enceintes, l'albuminurie est de beaucoup la plus importante par son action sur le système nerveux; elle doit nous occuper un instant (1).

(1) J'ai vu l'année dernière, à l'hôpital de la Charité, dans le service de M. Monneret, un cas d'albuminurie aiguë intéressant à plusieurs points de vue.

Survenue en dehors de l'état puerpéral, cette affection semble avoir été produite simplement par une vive émotion morale; néanmoins je serais tenté de croire que les grossesses antérieures ont constitué chez cette femme une prédisposition à son développement. C'est à ce titre que je me permets de la rappeler ici en quelques mots.

Le 17 mai 1867, entre, au n° 7 de la salle Sainte-Anne, la nommée X....., apprêteuse, âgée de 26 ans. Elle assure n'avoir jamais été malade, et en effet son extérieur indique une santé habituellement très-bonne; elle a eu sept enfants en cinq grossesses, dont la première à 18 ans et la dernière à 23 ans. Depuis cette époque (trois ans), les règles se sont bien rétablies, et la santé générale n'a présenté rien d'anormal.

Le 10 mai dernier, alors que cette femme était au premier jour de ses règles, elle a été violemment émue par le suicide d'un homme, son voisin, âgé de 25 ans, qui s'est poignardé devant elle; le soir, dans la nuit, les règles ont été supprimées, et le matin, à son réveil, elle présentait un gonflement de la face, de l'assoupissement et de la lassitude; elle s'est alitée le 12.

Depuis lors elle a eu des céphalalgies, des troubles de la vue, des nausées, des vomissements même et des vertiges. Après la face, les jambes et puis le ventre se sont gonflés. L'urine a pris une couleur rouge et est devenue rare; un médecin y a constaté la présence du sang. Le 27, la malade arrive à l'hôpital; le gonflement de la face a disparu en partie; il y a un peu d'ascite; les jambes sont fortement œdématiées. La respiration est habituellement pure; on entend parfois quelques râles muqueux, pas d'oppression, pas de dyspnée; rien au cœur; le pouls est à 80 pulsations. L'urine, traitée par la chaleur ou l'acide nitrique, précipite une abondante quantité d'albumine.

Tous ces signes indiquent évidemment une albuminurie aiguë produite subitement par une vive émotion morale, sans pré-

L'albuminurie des femmes enceintes peut exister indépendamment d'une lésion rénale, c'est pourquoi cet état disparaît généralement avec la grossesse; mais l'altération des reins peut arriver consécutivement à l'albuminurie, ou d'autres fois être primitive, et alors on peut la considérer comme la cause de cet état pathologique; dans ces conditions l'albuminurie persiste longtemps et même ne guérit pas.

L'albuminurie se produit donc quelquefois sous la dépendance d'une néphrite, mais d'autres fois elle est simplement liée à l'altération du sang; altération, qui consiste surtout dans une diminution des principes solides, avec prédominance *relative* de l'albumine.

Cet état peut produire divers accidents, dont le

disposition antérieure bien appréciable. Néanmoins je suis à me demander, si ce fait n'a pas une certaine relation avec les grossesses répétées, qui ont dû nécessairement ébranler le système nerveux et circulatoire de cette femme, de façon à constituer une prédisposition au développement de cette maladie, qui semble être survenue dans des circonstances un peu exceptionnelles. Du reste, on conçoit que chaque grossesse avait pu produire une légère congestion des reins et peut être un peu d'albuminurie sans constituer un véritable état morbide; mais l'effet consécutif a été une prédisposition à cet état congestif. C'est alors que, une violente émotion ayant supprimé les règles, cette congestion des organes génitaux s'est portée sur les reins, et cette fois elle a été assez forte pour produire une véritable maladie.

L'état de la malade s'aggrava tous les jours : céphalalgie intense; sommeil agité, sueurs fréquentes et faciles; un peu de dyspnée. Trois ponctions furent faites pour vider le liquide de l'ascite, qui se reproduisit toujours avec plus d'intensité.

Enfin la mort par consomption arriva après un mois et demi de maladie. A l'autopsie, on a trouvé une dégénérescence jaunâtre des deux reins.

principal et le plus terrible est l'*éclampsie*. Il semble en effet que cette névrose puerpérale soit toujours annoncée par la présence d'abondantes quantités d'albumine dans les urines ; c'est pour cela que l'éclampsie est plus fréquente chez les primipares, puisque, chez elles, on trouve plus souvent de l'albuminurie. Cette lésion, d'ailleurs, finit nécessairement par produire une diminution très-notable dans la quantité de l'albumine du sang, et dès lors, il est très probable que ce liquide ainsi altéré détermine dans le centre cérébro-spinal une excitation particulière, qui devient elle-même la cause directe des convulsions (1).

Quoique l'albuminurie ait été trouvée dans presque tous les cas de convulsions éclamptiques, on a cherché à attribuer ces convulsions à l'*urémie*, c'est-à-dire à la présence anormale de l'urée dans le sang. Cette dernière théorie est la mieux acceptée aujourd'hui. Quoi qu'il en soit, pour expliquer la pathogénie des troubles nerveux éclamptiques, on peut encore avoir recours soit à la doctrine de l'albuminurie, soit à celle de l'urémie, car de nouvelles recherches sont toujours à faire pour fixer la science sur cette question encore mal établie.

A part les attaques d'éclampsie, les femmes en couches sont exposées à des convulsions tétaniques, que le Dr Simpson attribue à la même cause que le tétanos traumatique, c'est-à-dire, à la plaie utérine se trouvant dans des conditions spéciales. L'explication peut être admise pour quelques cas, mais il est in-

(1) Cazeaux, Traité d'accouchements.

contestable que le développement de cette affection se trouve aussi sous l'influence des modifications que subit, pendant la grossesse, la circulation générale et le système nerveux.

Il s'opère quelquefois vers le cerveau un raptus violent, qui peut aller jusqu'à l'épanchement, et cet accident est souvent consécutif à l'éclampsie ou au tétanos; or il produit comme résultat des *paralysies* plus ou moins étendues.

Néanmoins les *paralysies puerpérales* peuvent exister sans lésion cérébrale appréciable et indépendamment des convulsions; elles sont presque toujours précédées par l'albuminurie. La compression, à laquelle sont soumis les muscles et les nerfs du bassin, peut à elle seule produire des paralysies.

Ce sont surtout les recherches de Fleetwood Churchill (1) et d'Imbert-Gourbeyre (2), qui ont démontré que la grossesse constitue une prédisposition évidente aux paralysies. Tantôt elles surviennent pendant la grossesse et guérissent en général après l'accouchement; tantôt elles débutent après la délivrance et offrent alors plus de gravité. Ainsi, sur 20 cas de paralysie survenue pendant la grossesse: 12 ont guéri avant la délivrance, ou par le fait même de l'accouchement; 8 fois la maladie a persisté un temps plus ou moins long après l'accouchement; il n'y a eu *qu'un cas* de mort, encore sembla-t-elle due à une lé-

(1) Churchill. Traité pratique des maladies des femmes. Paris, 1866.

(2) Imbert-Gourbeyre. Des paralysies puerpérales. Paris, 1861.

sion centrale, antérieure à la conception. D'un autre côté, sur 12 cas de paralysie, survenue pendant ou après l'accouchement, 3 *fois* la mort en a été la conséquence.

L'albuminurie, l'urémie et l'hémorrhagie cérébrale sont les causes probables et les plus communes des paralysies puerpérales ; il faut encore ajouter dans certains cas l'anémie et l'hystérie et enfin une action réflexe, dont le point de départ se trouverait dans l'utérus et retentirait sur la moelle.

Voici comment M. Jaccoud explique la production de la paralysie par action réflexe, c'est-à-dire par épuisement du système nerveux : « Une excitation anormale continue est transmise à la moelle par les nerfs de l'utérus ; elle épuise au bout d'un temps variable l'excitabilité propre de la région correspondante de l'organe ; et l'inertie de ces éléments nerveux, sous l'incitation encéphalique, interrompt les voies de la transmission motrice ; la paralysie de toutes les parties situées au-dessous des points affectés est la conséquence nécessaire de cet état de choses. »

Nous avons déjà signalé la relation sympathique qui unit l'utérus au cerveau ; elle est rendue évidente par les altérations fonctionnelles des facultés intellectuelles, affectives et sensoriales chez la femme enceinte et la nouvelle accouchée. Ces altérations vont quelquefois assez loin pour constituer un état pathologique, la *folie puerpérale*. En effet, l'accès d'aliénation mentale n'est souvent que la suite ou le développement des affections nerveuses de la grossesse ; aussi, plus les troubles nerveux de celle-ci touchent aux déviations mentales, plus l'accès maniaque est probable après la délivrance (1).

La folie puerpérale est encore assez commune, puisque, sur 600 femmes aliénées, observées à la Salpêtrière par Esquirol, 52 étaient atteintes de ce genre de folie.

Cependant M. Mattei a soutenu le contraire à la Société de médecine pratique dans la séance du 4 mai 1865. Pour lui les folies, purement sympathiques de l'utérus gravide, sont extrêmement rares; il faut en chercher la cause ailleurs, soit dans l'hérédité, soit dans une prédisposition antérieure; la grossesse serait donc une cause occasionnelle et non une cause déterminante de la folie, dite puerpérale. Quoi qu'il en soit nous ne pouvons nous empêcher de reconnaître une forme d'aliénation mentale, qui est évidemment en rapport avec la gestation; mais ce n'est pas là une forme spéciale.

Il n'existe pas en effet de folie spéciale aux femmes en couche, ou du moins la spécificité se trouve seulement dans la cause qui produit l'aliénation mentale. Du reste, il faut le dire, l'étiologie des maladies mentales est le plus souvent complexe et il est en général difficile d'en apprécier la véritable cause.

La folie puerpérale peut se développer pendant la grossesse (quelquefois peut-être au moment de la conception), à la suite de l'accouchement ou pendant la

(1) Marcé, Traité de la folie des femmes enceintes, des nouvelles accouchées et des nourrices. Paris, 1858.

(2) Esquirol, des maladies mentales. Paris, 1838.

lactation. Le Dr Marcé (1) a établi par la statistique la proportion suivante à l'égard de l'époque d'invasion de cette maladie : sur 310 cas de folie puerpérale, il en a trouvé 27 développés pendant la grossesse, 180 à la suite de l'accouchement, 103 pendant la lactation. Cette statistique n'a d'autre signification, si ce n'est : prouver que la folie débute beaucoup plus souvent après l'accouchement que pendant la gestation.

La mélancolie est la forme la plus fréquente d'aliénation mentale, se développant pendant la grossesse; puis vient la manie, qui se présente sous des formes plus graves. Chez les nouvelles accouchées au contraire, la manie est plus fréquente que la mélancolie

Il est une autre forme d'aliénation mentale que l'on rencontre quelquefois chez les nouvelles accouchées; cette forme a été désignée par M. Falret sous le nom de *folie circulaire*, plus tard, M. Baillarger l'a décrite sous le nom de *folie à double forme;* elle est caractérisée par des accès alternatifs de manie et de mélancolie. On rencontre encore assez souvent la monomanie, ou lésion partielle de l'intelligence; quant à la paralysie générale, elle est extrêment rare; à peine en compte-t-on deux ou trois faits dans la science. M. Baillarger en cite un exemple dans la *Gazette des hôpitaux* de 1857.

Dans ce fait, la paralysie générale, qui s'est déclarée pendant la cinquième grossesse, a subi au moment de l'accouchement une notable amélioration. Cette amélioration a persisté tout le temps que la malade a

(1) Marcé, Ouvrage cité.

allaité son enfant; mais, lorsqu'elle a perdu son lait et qu'elle a sevré l'enfant, la paralysie générale a reparu aussitôt plus intense et plus rapide que jamais dans ses progrès.

Il n'est pas douteux que l'inflammation du cerveau ou des méninges peut survenir pendant l'état puerpéral et cette lésion, qui peut compliquer l'état maniaque, se manifeste par un délire aigu (phrénitis des Anglais), qu'il ne faut pas confondre avec l'aliénation mentale. Heureusement cette complication est rare; mais, lorsqu'elle survient, elle se termine en général par la mort au septième ou au huitième jour.

Dans la *Gazette des hôpitaux* du 6 janvier 1857, le Dr Legrand du Saulle cite une observation bien frappante, qui nous montre l'influence de la grossesse et de la lactation sur le développement de l'aliénation mentale; en voici le résumé :

Une femme, n'ayant eu jusque-là rien d'insolite dans sa santé, est atteinte de manie après sa troisième grossesse. Ce premier accès maniaque guérit au bout de quarante-huit jours de traitement dans un asile. Elle devient enceinte une quatrième fois, et cette nouvelle grossesse n'amène aucun trouble dans son état mental; elle accouche heureusement à terme d'une petite fille, qu'elle allaite pendant onze mois. Mais à peine a-t-elle sevré l'enfant, qu'elle tombe dans un état de mélancolie avec stupeur bien caractérisée et on remarque en même temps chez elle un peu d'amaigrissement.

L'état mental de cette femme s'améliorait, lorsqu'elle a succombé à des hémoptysies symptomatiques de la phthisie. Cette observation nous montre plusieurs choses : d'abord l'influence de la grossesse, puis celle de la lactation sur le développement de l'aliénation mentale; enfin, comme conséquence de toutes ces épreuves, nous voyons la phthisie donner le dernier coup à un organisme déjà affaibli. La suppression de la sécrétion laiteuse, comme cause d'aliénation mentale, a été parfaitement reconnue par Esquirol, qui l'apprécie en ces termes : « Il est des cas dans lesquels la folie éclate sans que le lait se supprime, mais le plus souvent cette suppression précède l'aliénation; quelquefois le délire augmente à mesure que le lait diminue; le délire cesse après le rétablissement de la sécrétion laiteuse. » — L'aliénation mentale, dans l'état puerpéral, n'offre pas la même gravité qu'en dehors de cet état; et en effet, d'après Marcé, le chiffre des guérisons représenterait les deux tiers du nombre total des malades. En général, la guérison arrive peu de temps après l'accouchement, et on doit l'espérer, presque toujours, dit Churchill, lorsque la maladie a débuté sans accélération marquée du pouls, c'est-à-dire sans fièvre.

Lorsque la folie a commencé pendant la grossesse, il arrive fréquemment qu'elle disparaît avec la délivrance, mais quelquefois elle est exaspérée par le travail de la parturition, d'autres fois elle n'en éprouve aucune action sensible. C'est ainsi qu'on voit certaines femmes être affectées d'aliénation mentale pendant la durée de toutes leurs grossesses et être parfaitement rétablies après chaque délivrance.

S'il est vrai que l'accouchement amène quelquefois

la guérison, ce n'est pas la règle; aussi doit-on condamner hautement tout moyen qui tendrait à abréger le terme de la grossesse. En effet, comme le dit Marcé, « sacrifier l'enfant, exposer la mère aux dangers d'une opération toujours sérieuse, c'est là une pratique qui ne saurait être tolérée, lorsqu'il s'agit d'une affection qu'on n'a pas la certitude de guérir, et dans laquelle d'ailleurs, le terme naturel de la grossesse peut toujours être attendu. »

Plusieurs circonstances peuvent contribuer au développement de cette affection puerpérale. En général, une certaine prédisposition héréditaire, les accidents ou les complications de l'accouchement, les convulsions, l'éclampsie sont des causes prédisposantes. — Le rétablissement des menstrues ou retour de couches, coïncide quelquefois avec l'invasion de la folie puerpérale et peut-être y a-t-il là quelques relations de cause à effet. M. Verrier croit qu'un sevrage trop prompt peut être une cause de folie chez les nourrices (1). Esquirol attache une grande importance aux causes morales de cette affection chez les nouvelles accouchées. Marcé, au contraire, accorde une plus grande influence aux causes physiques et aux circonstances déjà indiquées comme prédisposant à la folie puerpérale; à ces causes, il ajoute encore l'anémie, le nombre des grossesses et l'âge avancé de la femme.

Il est difficile de bien se rendre compte de la pathogénie de la folie puerpérale; on a voulu qu'elle fût

(1) Société de médecine pratique, 1865.

sous la dépendance d'un état inflammatoire de l'utérus, du cerveau ou des méninges; mais il est évident que c'est là l'exception, et non la règle générale. Le Dr Simpson prétend qu'il y a une connexion de ces phénomènes cérébraux avec l'albuminurie; c'est ce que M. Imbert (de Clermont) a soutenu dans un mémoire présenté à l'Académie, en 1861, sur les paralysies puerpérales (1). Dans ce mémoire, il rapproche la paralysie de la manie, considérant celle ci comme une espèce de paralysie des fonctions cérébrales. De là, il conclut que la manie, de même que la paralysie, est le plus souvent en rapport avec l'albuminurie.

Cette explication ne nous éclaire qu'incomplétement sur la pathogénie de la folie puerpérale; il est des cas où celle-ci existe indépendamment de l'albuminurie, et même de l'urémie. Tout ce que nous pouvons dire, c'est que la susceptibilité nerveuse est très-grande chez la femme enceinte, ou la nouvelle accouchée, et l'on comprend que le moindre choc nerveux tend à augmenter cette irritabilité nerveuse, d'où les désordres des facultés intellectuelles, affectives ou sensoriales.

L'utérus peut agir sur les centres nerveux par l'innervation; il produit soit une irritation réflexe par irradiation sur l'encéphale, soit l'épuisement nerveux, tel que nous l'a décrit M. Jaccoud dans les cas de paralysies. On peut expliquer ainsi ces courts accès de délire maniaque, que présentent les femmes au moment de la plus vive douleur produite par le tra-

(1) Imbert-Gourbeyre. Des paralysies puerpérales. Paris, 1861.

vail de l'accouchement, et que M. Verrier appelle *folie transitoire.*

Enfin la gêne de la circulation cérébrale, qui est un phénomène assez fréquent de la gestation, et les modifications du sang sont les causes les plus puissantes, qui peuvent altérer les fonctions cérébrales.

Toutes ces explications ne sont pas des démonstrations toujours rigoureuses et bien évidentes ; mais nous savons que toutes les sciences, et la médecine en particulier, ont beaucoup d'inconnues, que la suite des temps aidera peut-être à éclairer, qu'il faut savoir accepter en attendant mieux.

La marche de la grossesse n'est pas sensiblement influencée par l'aliénation mentale ; mais l'acte de l'accouchement offre une particularité importante à noter. Le travail de la parturition se fait avec peu de douleurs et quelquefois sans douleurs. « Chez les aliénées, dit Marcé (1), l'absence de douleurs s'est présentée à nous d'une manière assez constante pour que nous ne craignions pas d'en faire une loi à peu près générale. » Cette diminution de la sensibilité organique n'est pas un fait isolé; elle se retrouve dans toutes les maladies incidentes des aliénés : chez eux chaque organe vit séparément, les réactions morbides sont à peine sensibles et une lésion organique, même très-grave, peut suivre sa marche sans que les organes voisins en souffrent d'une manière notable.

Avant de terminer ce qui se rapporte à la folie puerpérale, je dois examiner une question, qui régulièrement trouverait mieux sa place dans le chapitre

(1) Marcé, ouvrage cité.

suivant, mais que je préfère résoudre immédiatement, parce qu'elle complète la question de l'aliénation mentale en rapport avec la grossesse. Il s'agit de savoir quelles sont les conséquences d'une grossesse lorsqu'elle survient chez une femme précédemment aliénée. Les auteurs se sont diversement prononcés : les uns ont voulu trop accorder en faveur de la grossesse, les autres ont voulu trop nier les bons effets que celle-ci pouvait avoir sur l'état mental de la femme.

« La grossesse, l'accouchement, l'allaitement, dit Esquirol (1), sont des moyens dont la nature s'est servie quelquefois pour terminer la folie ; je crois ces terminaisons rares. » Cette opinion du savant aliéniste résume très-bien, selon moi, l'état de la question.

S'il est vrai que dans certains cas de folie partielle, n'étant sous la dépendance d'aucune lésion matérielle sensible, l'état mental de la femme peut être réellement amélioré par la maternité ; il est aussi incontestable que presque toujours, sous l'influence de la grossesse, l'aliénation mentale revêt une gravité extrême, soit par sa forme, soit par sa durée ; très-souvent une terminaison rapide et fatale en est la conséquence.

C'est donc à tort que l'on conseillerait une grossesse aux jeunes aliénées ; car, indépendamment de l'influence héréditaire, qui peut rejaillir sur l'enfant, il est à peu près sûr que la gestation serait plutôt

(1) Esquirol. — Maladies mentales. Paris, 1838.

nuisible qu'utile à la mère. Et en effet, comme le dit Marcé, la grossesse, loin de guérir l'aliénation mentale, ne fait que hâter l'arrivée de la démence.

CHAPITRE IV.

INFLUENCE DE LA GROSSESSE SUR LES MALADIES INTERCURRENTES, OU DÉJA EXISTANTES.

Toutes les maladies, chez la femme enceinte ou récemment accouchée, prennent une physionomie spéciale, qu'il est intéressant d'étudier; elles sont toujours plus ou moins influencées quant à leur marche et quant à leur terminaison. D'une manière générale on peut dire que cette influence est quelquefois favorable, presque toujours fâcheuse.

Nous ne pouvons avoir la prétention de passer en revue toutes ces maladies; nous nous contenterons de donner quelques lois générales et puis nous examinerons quelques maladies en particulier, les plus importantes. En même temps que nous étudierons l'influence de la grossesse sur les différentes maladies, nous aurons à signaler l'influence réciproque de celles-ci sur la gestation; ce sont deux questions qu'on ne peut séparer et qui se complètent mutuellement.

« Les femmes enceintes atteintes d'une maladie aiguë périssent indubitablement » (1). Cet aphorisme d'Hippocrate est heureusement par trop absolu; il

(1) Hippocrate, 30e aphorisme, liv. v.

eût été plus vrai peut-être, s'il avait dit que les femmes enceintes, atteintes d'une maladie aiguë, si elles ne périssent pas, *avortent* presque indubitablement.

Au rapport de quelques auteurs, dit Nauche (1), les maladies chroniques prolongent le terme de la grossesse, en raison de la débilité générale, et l'enfant acquiert plus de développement. Ainsi Rœderer prétend que les femmes phthisiques ont des enfants énormes. Il est difficile d'apprécier la valeur de ces opinions, qui demandent des recherches plus longues et plus sérieuses que celles auxquelles nous avons pu nous livrer.

L'action de la grossesse sur les maladies est très-variable et si elle est facile à constater, elle est souvent bien difficile à apprécier et à formuler. En effet, il est des affections que la grossesse aggrave, tandis qu'elle est pour d'autres un puissant moyen de guérison. On la voit dans un cas donné être salutaire pour telle maladie, tandis que, pour la même maladie, elle sera très-pernicieuse dans un autre cas. Cette variété d'action tient évidemment à deux causes : c'est que d'abord les maladies prétendues identiques ne le sont pas, et ensuite nous ne savons pas tenir un compte suffisant de l'état constitutionnel de chaque femme, parce que nous n'avons pas encore les moyens suffisants pour l'apprécier.

Nous avons, par exemple, une fille hystérique ; comment reconnaître si l'hystérie chez elle est sous la dépendance d'une lésion cérébrale, ou si elle est

(1) Nauche. — Des maladies propres aux femmes.

simplement le symptôme sympathique d'une irritation utérine? Evidemment la distinction est souvent impossible, et cependant dans le premier cas la grossesse sera fatalement nuisible, dans le second elle peut être très-avantageuse et même amener la guérison radicale. C'est donc à la perspicacité du médecin qu'il appartient de se prononcer et de savoir apprécier si l'activité fonctionnelle est apte à la procréation; or ce sera longtemps une question difficile à résoudre, et le médecin doit conserver en général la plus grande réserve, jusqu'à ce que des notions physiologiques et pathogéniques plus complètes viennent nous mieux renseigner sur la nature des maladies, et par suite sur les indications qu'elles réclament.

La grossesse aggrave généralement presque toutes les maladies aiguës, surtout lorsqu'elles ont leur siége dans l'utérus. « Elle peut devenir un moyen de guérison de l'hémoptysie, de l'épistaxis et des hémorrhagies, dont le siége est éloigné de l'utérus, tandis qu'elle augmente les autres » (1). La gestation en effet peut être un moyen dérivatif, qui s'oppose, soit à la pléthore générale, soit à la congestion qui se porte vers un organe essentiel à la vie. C'est encore par cette espèce de dérivation que certaines maladies chroniques peuvent être ralenties dans leur marche. Au contraire, les maladies dont le siége est dans l'utérus sont à peu près toujours aggravées à cause de l'abord des liquides et de la suractivité fonctionnelle qui en est la consequence.

(1) Nauche. — Maladies propres aux femmes.

Pendant la gestation, la vie générale paraît moins active et moins énergique, à l'avantage du système utérin, qui devient un centre nouveau de vitalité. C'est à cause sans doute de cette faiblesse générale que certaines maladies disparaissent, ou restent stationnaires pendant la grossesse; tandis que d'autres se développent, ou deviennent plus graves. « Voilà pourquoi, dit le Dr Menville (1), la contagion a moins de prise sur la femme enceinte, mais l'immole plus promptement quand elle vient à l'atteindre; voilà pourquoi certains virus, certaines diathèses, après avoir été plus ou moins de temps assoupis, font alors explosion. Voilà pourquoi si peu de femmes succombent quand elles sont enceintes. » — En dehors de cet état général de faiblesse relative, qui semble mettre la femme enceinte à couvert de l'invasion de certaines maladies, il est généralement admis que, lorsque l'économie toute entière est sous l'influence d'une modification générale importante, elle est moins sujette à se laisser envahir par d'autres actions morbides. On a pu ainsi constater que certaines épidémies avaient moins de prises sur les femmes enceintes; et par conséquent l'état de gestation a pu être considéré comme un préservatif. Malheureusement il n'en est pas toujours ainsi, et on a vu bien des épidémies sévir, au moins aussi cruellement, sur les femmes enceintes, que sur les autres soumises aux mêmes influences.

Il arrive quelquefois, par suite des modifications fonctionnelles, ou par suite de l'élan général donné à

(1) Menville, ouvr. cité.

l'économie de la femme par la conception, que certaines actions morbides sont enrayées et quelquefois complétement suspendues. Mais il faudrait bien se garder d'établir comme aphorisme avec Antoine Petit qu'*un grand nombre de maladies fort graves* sont enrayées et parfois même guérissent complétement; c'est là une proposition dont l'exagération est évidente pour tous. Le guérison, au lieu d'être la règle générale, est plutôt l'exception, et même, lorsqu'il s'agit de *maladies fort graves*, il est certain que presque toujours la grossesse est une complication fâcheuse. Enfin on peut dire que les maladies intercurrentes de la grossesse affectent toutes une tendance à la forme typhoïde et à la suppuration.

Comme précepte thérapeutique général dans toutes les maladies graves, compliquées par la grossesse, on peut donner le suivant : traiter la maladie comme si la femme n'était pas enceinte. C'est à tort le plus souvent qu'on a attribué l'avortement à la médication employée; c'est plutôt à la maladie, qu'il faut l'imputer. Cependant il est certain que, si on avait à traiter une maladie peu grave, il faudrait éviter les moyens violents qui, par l'ébranlement qu'ils occasionnent, pourraient quelquefois favoriser l'avortement.

Cela posé, examinons quelques maladies en particulier, suivant le plan que nous nous sommes tracés, et nous trouverons maintenant l'application des règles générales que nous venons de poser.

I. *Maladies épidémiques et endémiques. — Epidémies.* — J'ai déjà dit qu'il semble que la nature, attentive à veiller à la conservation de l'espèce, mette à l'abri des épidémies les femmes enceintes. Néanmoins cette proposition, si elle est vraie, a besoin de bien des restrictions. C'est ainsi que M. Jacquemier, à la Maternité, a signalé, au printemps de 1837, une épidémie de grippe, qui a atteint presque toutes les femmes enceintes, mais sans constituer, il est vrai, une complication bien sérieuse.

Dernièrement, M. Bouchut a apprécié l'influence de la grossesse sur le choléra: nous ne pouvons mieux faire que de rappeler ses conclusions. Il établit tout d'abord que l'état de gestation n'a aucune influence sur l'invasion du choléra, qu'il n'en garantit pas, mais qu'il n'y prédispose pas; ensuite il ajoute que, lorsque la maladie se développe, elle n'est nullement modifiée par la grossesse.

Je n'ai rien à ajouter à la première partie de ces conclusions; quant à la seconde, elle mérite quelques réflexions. En effet, si je pouvais m'en rapporter à ce que j'ai vu pendant l'épidémie de 1865, à Paris, je devrais conclure que le choléra, survenu chez une femme enceinte, offre en général une plus grande gravité et par conséqnent la grossesse aurait une funeste influence sur la terminaison du choléra.

C'est ce que prouve la statistique de M. Décori, pendant l'épidémie de 1865, à l'hôpital Saint-Antoine. Sur 148 femmes atteintes de choléra, dont 14 femmes enceintes et 134 hors l'état de gestation; il y eut 10 morts dans le premier cas, et seulement 63 dans le second, c'est-à-dire qu'il mourut plus des deux tiers des femmes atteintes par le choléra pendant la gestation, tandis qu'il ne mourut pas tout à fait la moitié des autres. — Néanmoins cette fâcheuse influence ne parut pas aussi évidente à la Charité, dans le service de M. Parrot, auquel j'étais attaché comme élève externe. Sur 63 femmes cholériques, il y en eut 5 en état de gestation avancée : 3 guérirent, dont 2 après avoir avorté ; 2 succombèrent, dont 'une en moins d'une heure, et l'autre (après avoir eu des accidents très-graves qui semblaient se calmer), fut rapidement emportée par le croup (1). Donc, d'après ces observations, la grossesse n'aurait pas aggravé l'état des malades ; mais elles ne me paraissent pas concluantes, car elles sont trop peu nombreuses.

Il est peut-être plus difficile encore de décider quelle est l'influence de l'avortement sur cette terrible épidémie. M. Devilliers fils prétend que l'avortement a sur la terminaison du choléra une heureuse influence, et de là il conclut à l'avortement provoqué, comme pouvant diminuer la gravité de la maladie. Je crois difficile d'admettre la proposition de M. Devilliers, la question est complexe, et de nouvelles observations sont encore nécessaires.

Il me semble que l'avortement par lui-même constitue déjà un état pathologique grave, qui peut avoir des inconvénients sérieux, et s'il est vrai que l'*avortement spontané* soit favorable à la terminaison du choléra, il me paraît difficile d'admettre que l'*avortement provoqué* puisse avoir cette même influence.

(1) Parrot, Gazette hebdomadaire, 1865.

En 1866, à l'hôpital Saint-Louis, dans le service de M. Hillairet, il y eut 5 femmes enceintes cholériques, et toutes avortèrent; 3 guérirent, et chez elles, l'avortement a semblé hâter la convalescence, chez une surtout, que l'on croyait perdue la veille, on vit l'amélioration se montrer aussitôt qu'elle eut avorté (1).

D'après la statistique de M. Bouchut, dont nous avons déjà parlé, il semblerait aussi que l'avortement *spontané* doit avoir une heureuse influence sur la terminaison du choléra. En effet, sur 52 femmes enceintes, atteintes par l'épidémie, 24 ont avorté, et 27 ont vu leur grossesse continuer; dans le premier cas, il y eut 9 morts et 16 guérisons; dans le second, 21 morts et 6 guérisons seulement (2).

L'avortement *spontané* pourrait donc peut-être avoir une heureuse influence sur l'issue du choléra; mais rien ne prouve encore qu'il en soit de même de l'avortement *provoqué*, qui par lui-même est une opération grave. C'est à l'expérience et à l'observation qu'il appartient encore de nous instruire à cet égard.

Il est des maladies qui prennent quelquefois le caractère épidémique lorsqu'elles sévissent chez les femmes enceintes. Ainsi, le Dr Saint-Vel a décrit une épidémie de jaunisse, à l'île de la Martinique, en 1858, qui a offert les particularités suivantes (3). Cet ictère eût cela de surprenant : d'être épidémique et de n'offrir de gravité que chez les femmes enceintes.

M. Bardinet (de Limoges) a présenté, en 1864, à

(1) Gazette des hôpitaux, 1866.
(2) Gazette des hôpitaux, 1849.
(3) Voir Churchill, Maladies des femmes. Paris, 1866.

l'Académie de médecine, la relation d'une épidémie en tout semblable à celle de la Martinique (1).

Des épidémies analogues ont été observées par F. Kerksig (1794), Ozanam, Carpentier (1845), Douillé (1862), Caradec (1863).

La véritable cause de l'ictère épidémique chez les femmes enceintes est encore inconnue; cependant, M. Blot pense qu'on pourrait en trouver l'explication dans les modifications importantes, qu'il a constatées dans le foie de toutes les femmes mortes en couche : une hyperthrophie très-notable et un état graisseux plus ou moins prononcé suivant les cas.

Endémies. — On voit, dit Nauche, des fièvres intermittentes cesser pendant toute la durée de la grossesse et ne reparaître qu'après l'accouchement. Le plus souvent les accès se continuent pendant la gestation et peuvent même produire l'avortement. D'après M. Jacquemier, il semblerait que la mère et le fœtus peuvent être atteints par les fièvres intermittentes. En somme, des faits trop contradictoires ne permettent pas de bien apprécier l'influence de la grossesse sur les fièvres intermittentes; ce qui est plus certain, c'est qu'elles produisent l'avortement, si elles offrent quelque gravité.

II. *Maladies fébriles.* — Les fièvres éruptives sont beaucoup plus graves pendant la grossesse qu'en dehors de cet état. La variole en particulier devient presque constamment mortelle; la scarlatine et la rougeole ne sont pas tout à fait aussi graves.

(1) Bardinet. Bull. de l'Académie de médecine, 1864.

Pour la variole, il faut établir une distinction entre celle qui est confluente et celle qui est discrète ; la première s'accompagne de la mort à peu près toujours, la seconde n'a pas toujours un effet aussi fâcheux. Du reste, règle générale, on peut dire que lorsque la variole est assez intense pour produire l'avortement, elle se termine par la mort.

La variole discrète permet souvent à la grossesse de continuer son cours, la mère guérit et l'enfant peut être expulsé vivant ; d'autres fois, cependant, les troubles profonds que cette maladie détermine sur l'organisme maternel, peuvent faire succomber le fœtus, tout en épargnant la vie de la mère.

Il arrive souvent que la mère transmet la variole au fœtus renfermé dans son sein, et tous deux sont atteints par la même maladie ; mais les choses ne se passent pas nécessairement ainsi, et, même lorsque l'enfant porte les traces d'une variole congénitale non douteuse, il ne s'ensuit pas qu'il soit exempt de cette maladie pour le reste de ses jours.

Un fait assez extraordinaire et qu'on ne peut révoquer en doute après le témoignage d'auteurs dignes de foi, c'est que : « Le fœtus seul peut être affecté de variole pendant la vie intra-utérine, alors que la mère n'en a jamais été atteinte. Dans ces cas la mère, réfractaire à l'épidémie, sert de communication entre le virus variolique et le fœtus (1). »

La scarlatine est beaucoup moins grave pour la mère et pour l'enfant ; elle produit pourtant quelque-

(1) Tarnier, Traité d'accouchements de Cazeaux

fois l'avortement et alors la mort de la mère en est la conséquence. D'après Cazeaux, cette maladie se rencontrerait bien plus souvent après l'accouchement que pendant la gestation. Nous avons vu au chapitre précédent que cette affection se présente avec un caractère spécial, ce qui lui a valu le nom de scarlatinoïde puerpérale, qui, d'après M. Guéniot, serait une maladie spéciale aux femmes en couche.

La rougeole offre encore un peu moins de gravité que la scarlatine, au dire de M. Grisolle (1) qui, sur quatre cas observés par lui, n'en a rencontré aucun qui ait troublé la marche régulière de la gestation. Cependant M. Bourgeois (de Tourcoing) (2), dans un excellent mémoire basé sur quinze observations, a fait voir que la rougeole produisait l'avortement dans la moitié des cas.

L'effet de la grossesse sur la *fièvre typhoïde* a été apprécié différemment par divers observateurs : tandis que nous voyons M. Grisolle prétendre que l'état puerpéral est une fâcheuse complication de la fièvre typhoïde, nous voyons Cazeaux prétendre de son côté que, dans les faits observés par lui, la fièvre typhoïde, loin de recevoir une fâcheuse influence de l'état puerpéral, lui a paru moins grave que dans les conditions ordinaires. « Sur 17 femmes affectées de fièvre typhoïde quelques jours après l'accouchement, aucune n'a succombé (3). »

(1) Grisolle. Bull. de l'Ac. de méd. Paris, 1849-50, t. XV, p. 10.

(2) Bourgeois. De l'influence des maladies de la femme, pendant la grossesse (Mémoires de l'Académie, t. XXV, 1862).

(3) Cazeaux, Traité d'accouchements.

La fièvre typhoïde s'observe plus souvent pendant les suites de couches que pendant la grossesse; nous venons de voir comment était appréciée l'influence des suites de couches. M. Bourgeois a observé plusieurs cas de fièvre typhoïde survenus pendant la grossesse. Il a constaté que dans les premiers mois de la gestation, elle provoquait le plus souvent l'avortement, et dans les derniers mois elle produisait, neuf fois sur quinze, l'accouchement prématuré, suivi presque toujours de la mort de l'enfant, puisque deux enfants sur quinze seulement ont survécu. L'auteur de ces observations ne dit pas que la fièvre typhoïde ait été sensiblement influencée par l'état de grossesse; mais, règle générale, on peut dire qu'une maladie aiguë fébrile est d'autant plus grave que la grossesse est à une période plus avancée, et ce principe s'applique en particulier à la fièvre typhoïde.

III. *Maladies inflammatoires.* — Nous avons déjà vu que l'état puerpéral prédispose à diverses phlegmasies, d'où il est facile de concevoir que la grossesse et l'état puerpéral seront toujours une complication fâcheuse des inflammations, d'autant plus que dans l'état puerpéral, l'organisme étant prédisposé à la formation du pus, toutes les inflammations incidentes ont de la tendance à se terminer par suppuration et quelquefois par une suppuration assez abondante pour amener une terminaison fâcheuse.

La *pneumonie* survenant pendant la grossesse est une des phlegmasies les plus meurtrières. La plupart des femmes qui en sont atteintes succombent, les unes conservant le produit de la conception, les autres après avoir avorté ou accouché prématurément. M. Grisolle a recueilli quinze cas de pneumonie chez des femmes enceintes ; une seule, dont la pneumonie était peu étendue, a guéri sans éprouver aucun accident fâcheux.

Cependant, d'après les observations de M. Bourgeois (Académie, 1861) et celles de M. Verrier (Académie, 1865), il résulterait que la pneumonie n'est pas aussi fatalement meurtrière que l'a dit M. Grisolle ; il est probable en effet qu'il doit en être ainsi et que M. Grisolle est tombé sur une mauvaise série, dont les résultats sont trop désastreux pour pouvoir être acceptés comme règle générale.

En outre, les auteurs que je viens de citer ont remarqué que l'avortement spontané et l'accouchement prématuré constituent une terminaison favorable ; c'est là une assertion qui demande à être vérifiée.

L'influence de la grossesse ou de l'état puerpéral sur le *rhumatisme* est difficile à apprécier ; des observations assez nombreuses ne permettent pas de la bien préciser. L'année dernière, dans le service de M. Monneret, à la Charité, j'ai vu une femme ayant des manifestations rhumatismales dans les conditions suivantes : Cette femme, âgée de 25 ans, était accouchée depuis quatorze mois, et depuis lors avait été mal réglée. Elle est prise alors de douleurs rhumatismales qui débutent par les articulations des doigts, puis envahissent l'épaule, et enfin se généralisent ; avec cela un peu de fièvre, mais rien au cœur.

Le sulfate de quinine fit bientôt disparaître tous ces accidents, si ce n'est un gonflement de deux doigts de la main gauche, qui persista, menaçant de tourner à la tumeur blanche.

Evidemment ce n'est pas là la marche ordinaire du rhumatisme. M. Monneret attribua cette différence à l'action de l'état puerpéral, qui persistait encore, disait-il, puisque les menstrues ne s'étaient pas encore rétablies. En conséquence, le nom de *rhumatisme puerpéral* fut donné à cette affection; ce fait peut ne pas être concluant, mais il mérite d'être pris en considération.

Enfin, M. Grisolle a recueilli d'autres observations sur les maladies aiguës fébriles ou inflammatoires, mais elles ne sont guère concluantes. En effet, l'influence de la grossesse est moins évidente dans l'entérite, la bronchite, la pleurésie; d'après cet éminent professeur, ces maladies ne paraissent pas interrompre le cours de la grossesse, et elles ont une terminaison généralement heureuse. Mais d'autres observateurs ont produit des observations contraires; par conséquent il ne nous est pas permis encore de tirer des conclusions quelque peu certaines; c'est pourquoi nous ne nous arrêterons pas plus longtemps sur ces sortes d'affections. Du reste, il suffit de savoir pour la pratique qu'on doit généralement traiter ces maladies comme si la grossesse n'existait pas.

IV. *Maladies virulentes et diathésiques. — Syphilis.* — La syphilis devient une cause fréquente d'avortement et surtout d'accouchement prématuré. La santé de la femme en est quelquefois gravement atteinte, mais c'est surtout le fœtus qui en souffre le plus; il arrive souvent que la marche de la grossesse n'est pas sensiblement troublée, tandis que presque toujours la santé du fœtus est plus ou moins altérée. En effet, tantôt le fœtus meurt avant d'être expulsé, tantôt arrivant à terme, il naît avec les empreintes de la maladie ou avec une constitution délabrée.

La transmission de la syphilis du père à l'enfant est généralement admise, mais elle est très-rare et même certains médecins ne veulent pas en admettre la possibilité. Quant à l'influence de la mère sur la transmission de la syphilis au fœtus, elle ne peut être mise en doute par personne. Néanmoins il ne faudrait pas croire que tout enfant, né de parents infectés, doit fatalement en subir toutes les conséquences.

Intoxication saturnine. — Les femmes qui s'exposent à l'intoxication saturnine sont très-sujettes à l'avortement. Le Dr Constantin Paul (1) a étudié les effets de cet empoisonnement sur la grossesse dans un travail, qui comprend 81 observations. Voici les conclusions auxquelles il est arrivé : L'intoxication saturnine n'empêche pas la fécondation, mais elle agit sur le produit de la conception en occasionnant des *fausses couches*, des *accouchements prématurés* et des *hémorrhagies*. Les 81 observations de M. C. Paul comprennent 123 grossesses, dont :

64 avortements.
4 accouchements prématurés.
5 mort-nés.
20 enfants morts dans la première année.

(1) Constantin Paul, Arch. gén. de méd.; mai 1860.

8 enfants morts dans la deuxième année.
7 . . . . dans la troisième.
5 enfants morts plus tard.
10 enfants vivants, au-dessus de trois ans.

En outre il y eut 15 hémorrhagies graves, tenant sans doute à des avortements.

M. le Dr Mattei a confirmé ces données par de nouvelles observations (1).

Phthisie. — L'influence de la grossesse sur le développement et la marche de la tuberculose a été différemment interprétée, jusqu'à ce que M. Grisolle (2) ait communiqué à l'Académie de médecine un remarquable mémoire contenant 27 observations. Depuis lors de nouveaux observateurs sont venus confirmer les conclusions auxquelles était arrivé M. le professeur Grisolle; nous nous contenterons de citer l'excellent mémoire de M. le Dr Dubreuilh (de Bordeaux) (3), et la remarquable thèse de mon excellent ami, M. le Dr Caresme, qui a basé ses conclusions sur 36 observations (4).

Aujourd'hui tout le monde est à peu près d'accord avec les auteurs que je viens de citer, et la science est à peu près fixée sur cette importante question.

La grossesse, loin d'avoir sur la marche de la phthi-

(1) Gazette des hôpitaux, 1860.

(2) Grisolle. Bull. de l'Acad. de méd. Paris, 1849-50 et Arch. gén. de méd.; janvier 1850.

(3) Dubreuilh. Bull. de l'Acad. de méd. (1851-1852).

(4) Caresme, Thèse inaugurale, 1866.

sie le pouvoir suspensif, qu'on lui avait attribué, en précipite la marche, et a par conséquent une influence généralement fâcheuse. Mais il faut admettre aussi que, dans certaines circonstances, la phthisie n'est pas sensiblement influencée, et qu'enfin, dans un petit nombre de cas, les symptômes paraissent manifestement arrêtés.

Je ne crois pas qu'on puisse nier les rémissions produites par la gestation dans certaines circonstances. Si l'on cherche l'explication de ce fait, on peut dire que la vie générale est moins active et moins énergique, à l'avantage du système utérin, et voilà pourquoi la phthisie pulmonaire respecte cet état et attend la terminaison de la grossesse pour frapper sa victime. De plus M. Larcher a eu soin de faire remarquer que l'hypertrophie du ventricule gauche du cœur, en poussant le sang artériel vers le produit de la conception, pouvait tenir dans une sorte d'arrêt la tuberculisation et cela au profit du nouvel être créé. C'est, au contraire, ajoute M. Larcher, au profit de l'œuvre de destruction qu'agit le cœur encore hypertrophié après l'accouchement, alors qu'il vient aggraver les phlegmasies intercurrentes.

Non-seulement la grossesse a une influence sur la marche de la phthisie, mais encore elle en favorise souvent le développement, et si elle n'est pas une cause essentielle, elle en est toujours une cause prédisposante et déterminante.

La grossesse agit de deux façons pour amener la phthisie, d'abord elle débilite l'organisme et le prépare ainsi aux manifestations diathésiques ; ensuite elle agit sur le poumon en occasionnant des bronchites fréquentes, et il est incontestable que ces affections inflammatoires, jointes à la prédisposition congénitale, favorisent l'évolution morbide du tubercule.

C'est ainsi que M. le Dr Caresme, dans son excellente thèse, a été conduit aux deux conclusions suivantes : « Lorsqu'on examine des phthisiques qui sont ou ont été enceintes, on trouve que :

« 1° C'est à la grossesse deux fois sur trois, que revient la plus grande part dans le développement de la maladie ;

« 2° C'est elle qui, dans plus de la moitié des cas, a fait naître les accidents tuberculeux soit pendant sa durée, soit peu après son terme. »

Ce que nous avons dit de la grossesse, on peut le dire de même de l'accouchement et de l'état puerpéral. En effet, nous savons qu'à ce moment les phlegmasies se développent avec plus de rapidité et marchent facilement à la suppuration. Or ces circonstances sont favorables au développement de la phthisie et en accélèrent la marche, lorsque celle-ci s'est déjà manifestée. Nous avons vu en outre, dans le chapitre précédent, qu'après l'accouchement les organes génitaux peuvent être envahis par les granulations et les inflammations tuberculeuses, ce qui constitue, pour ainsi dire, une porte ouverte à l'envahissement de la diathèse.

C'est pour ce double motif qu'Antoine Dubois disait avec raison : « Si une femme menacée de phthisie se marie, elle pourra bien résister à un premier accouchement, difficilement à un deuxième, jamais au troisième » (1).

La lactation, quand elle a été trop prolongée, débilite l'organisme et prédispose ainsi à la phthisie ; mais, lorsque la nourrice est dans de bonnes conditions de santé et si elle n'allaite pas trop longtemps, l'accomplissement de cette fonction n'est que salutaire pour son organisme, comme nous avons eu soin de le démontrer plus haut.

Si la grossesse et l'accouchement ont une fâcheuse influence sur la phthisie, il est vrai d'un autre côté que celle-ci n'interrompt point le cours de la gestation, et le produit de la conception arrive en général à terme sans accident. Seulement, au dire de certains auteurs, la grossesse se prolongerait un peu plus qu'à l'état normal et l'enfant arriverait au monde plus développé.

V. *Maladies sporadiques diverses.* — Un grand nombre de maladies sont influencées par la grossesse, on ne peut les passer toutes en revue. On peut dire qu'en général toutes les lésions organiques sont fâcheusement influencées. En effet une maladie du cœur, du poumon ou des centres nerveux, qui eût duré longtemps encore, si la gestation n'était venue augmenter les troubles de ces organes, se termine quelquefois brusquement par la mort. Dans ces cas l'état puerpéral n'est pas la cause essentielle de la mort, il en est seulement la cause occasionnelle.

(1) Hérard et Cornil, De la phthisie pulmonaire.

Flourens et M. Brown-Séquard ont mis hors de doute qu'une lésion, même légère en apparence, du nerf grand sympathique abdominal peut déterminer la mort subite. Depuis on a souvent invoqué ce fait pour expliquer certaines morts subites pour lesquelles on ne trouvait pas d'autre interprétation. M. Mordret (1), qui a étudié les causes de la mort subite dans l'état puerpéral, fait voir que l'utérus malade agit toujours d'une manière bien sensible sur l'estomac; or les irritations de celui-ci réagissent immédiatement sur le plexus solaire; et, si elles sont portées assez loin, la mort subite peut en être la conséquence, d'après les données physiologiques de Flourens et M. Brown-Séquard. C'est dans ce cas qu'on aurait affaire à cette forme de syncope que le Dr Higginbotton a décrite sous le nom de syncope gastrique. Ces faits doivent être rares assurément, mais je ne vois pas pourquoi on n'en admettrait pas la possibilité.

Les tumeurs fibreuses de l'utérus ne constituent pas un obstacle absolu à la conception et elles permettent même assez souvent à la grossesse d'arriver heureusement à terme. Néanmoins elles diminuent le nombre des conceptions et augmentent celui des avortements.

La grossesse peut être quelquefois un moyen de guérison de ces tumeurs; en effet on a vu le travail de l'accouchement amener leur expulsion spontanée; mais ces faits sont très-rares, l'utérus parvient difficilement à se délivrer d'une manière aussi heureuse des

(1) Mordret. De la mort subite dans l'état puerpéral (Mémoires de l'Acad. de méd., 1858).

corps qu'il renferme. Il arrive bien plus souvent que la grossesse produit un développement très-rapide de ces tumeurs; de telle sorte qu'un corps fibreux de l'utérus peut, dans ces conditions, doubler et même tripler de volume, comme M. le professeur Depaul nous l'a souvent dit à sa clinique.

Cependant si la tumeur n'est pas trop volumineuse, l'utérus peut arriver à son complet développement; dans le cas contraire, il y a avortement ou accouchement prématuré, ou impossibilité de la parturition, si la grossesse arrive à terme.

D'autres fois la tumeur subit diverses transformations; elle se ramollit même au point de permettre un accouchement, qui paraissait impossible; ou bien elle est envahie par une inflammation, qui a toujours de funestes conséquences pour la mère.

Ces tumeurs empêchent quelquefois l'utérus de revenir sur lui-même après la parturition et exposent à des hémorrhagies, qui peuvent devenir très-graves. Enfin tantôt elles augmentent rapidement de volume après l'accouchement, tantôt elles diminuent bien sensiblement: mais cette dernière circonstance est beaucoup plus rare que la première. Cazeaux cite un cas de tumeur fibreuse intrapariétale, observée en 1852, où ce travail de résorption s'est continué et la tumeur a fini par disparaître.

Les *éruptions cutanées* cessent quelquefois pendant la grossesse pour reparaître après l'accouchement, sans qu'on puisse encore se rendre un compte exact de la relation qui existe entre ces faits, mais on ne peut les contester. C'est pendant la grossesse ou après l'accouchement que l'on rencontre cette variété de pityriasis versicolor, à laquelle on a donne le nom de *pityriasis nigra*, à cause de l'aspect qu'il présente.

C'est encore pendant la grossesse qu'il se développe des *végétations* autour de la vulve et de l'anus, productions charnues que l'on doit attribuer au raptus sanguin, qui se fait vers ces parties.

Quant à l'influence de la grossesse sur l'*hystérie*, nous en avons déjà parlé et nous savons qu'elle est difficile à apprécier. On a dit souvent que l'hystérie guérissait par le mariage, et des hommes, d'un esprit éminemment observateur (1), ont rencontré des filles hystériques rebelles à tout traitement, qui ont été guéries par le mariage et surtout par une grossesse.

Il est certain que le fait ne peut être nié, on peut même dire qu'il n'est pas très-rare. Mais de là en conclure un précepte thérapeutique, ce serait une exagération déplorable. La nature de l'hystérie nous est trop peu connue; elle est évidemment la manifestation de diverses lésions, et il est certain que les diverses espèces de cette maladie ne sont pas toutes justiciables du même traitement. Tout ce que nous savons de plus clair, c'est que l'hystérie est une névrose convulsive, c'est-à-dire, que nous avouons notre ignorance à cet égard. Or une jeune femme est atteinte de névrose convulsive, on prescrit le mariage, et le plus souvent la maladie continue ou s'exaspère; outre qu'il serait immoral d'agir ainsi, la raison et l'honnêteté nous imposent d'agir tout autrement. S'il est donc vrai que la grossesse peut, dans certains cas, faire disparaître les spasmes hystériques, le médecin,

(1) Alibert. — Briquet. Traité de l'hystérie. Paris, 1859.

qui ne peut prévoir ces cas heureux, doit se tenir dans la plus grande réserve avant de conseiller ces unions *secundum artem*, qui sont en général plus funestes qu'utiles.

D'ailleurs l'utilité de la grossesse est d'autant plus contestable dans le traitement de l'hystérie, que l'on a signalé l'accouchement et la grossesse comme pouvant causer cette même maladie (1).

La grossesse aura de même bien rarement une heureuse influence sur la *chlorose* et la *dysménorrhée*, à moins toutefois que ces affections ne semblent avoir été causées par un amour contrarié, qui doit trouver sa satisfaction dans le mariage. Néanmoins, il faut reconnaître que la gestation peut régulariser les fonctions utérines et par conséquent faire cesser la dysménorrhée, lorsque celle-ci n'a pas d'autres causes. Mais en général l'état de la jeune fille chlorotique doit être modifié, avant de permettre le mariage, qui sans cela deviendrait une cause d'aggravation des symptômes chlorotiques.

Certains auteurs ont pensé que l'*épilepsie* pouvait être heureusement influencée par la gestation ; c'est là une erreur qu'il n'est plus besoin de détruire aujourd'hui, la question ne pouvant être douteuse pour personne. «Malgaigne a même cité un cas fort curieux dans lequel le premier accès d'épilepsie s'était manifesté pendant le cours d'une grossesse chez une malheureuse, qui n'en avait jamais été affectée et qui conserva toute sa vie cette horrible maladie» (2).

(1) Briquet, Traité clin. et thérapeut. de l'hystérie. Paris, 1859.

(2) Cazeaux, Traité d'accouchements.

Il arrive souvent, par suite de l'impulsion générale que la grossesse imprime à l'organisme féminin, que la marche de certains ulcères atoniques est modifiée ; des bourgeons charnus se développent, et la cicatrisation marche à bonne fin.

Le travail de consolidation des fractures est quelquefois suspendu pendant toute la durée de la gestation ; et après l'accouchement ce travail se termine promptement. Il est difficile de savoir quelles sont les conditions dans lesquelles ce retard de la formation du cal se produit ; car, le plus souvent, les fractures se consolident pendant la grossesse, comme en dehors de cet état. On a voulu expliquer ce retard de la consolidation des fractures en disant que le phosphate de chaux, nécessaire à cette consolidation osseuse, était utilisé pour l'évolution du fœtus, au profit de son ossification.

En outre nous savons que pendant la gestation les urines contiennent des quantités notables de phosphates calcaires, et on peut aussi se demander s'il n'y aurait pas là une explication de ce défaut de consolidation des fractures. Du reste, nous avons vu que la grossesse peut être une cause d'ostéomalacie, ce qui indique un trouble dans la nutrition du tissu osseux, et explique très-bien comment le cal osseux des fractures peut ne pas se consolider.

Quoi qu'il en soit, au rapport de quelques auteurs, il paraîtrait que les fractures ne se consolident que difficilement pendant la grossesse ; c'est là néanmoins une assertion qui mérite encore d'être vérifiée plus complétement.

Nous en avons fini avec l'action de la grossesse sur les diverses maladies qui peuvent atteindre la femme enceinte; pour terminer ce chapitre, nous devrions conclure par une loi générale, c'est-à-dire affirmer si l'économie de la femme-mère est plus réfractaire ou mieux disposée à l'action des causes morbifiques.

C'est là une question à laquelle il est encore trop difficile de répondre, à laquelle on ne peut donner qu'une solution vague et incomplète. Tout ce que nous pouvons dire peut-être, c'est que la grossesse ne prémunit d'une *manière absolue* contre aucune maladie.

Nous terminons ici l'étude de la grossesse au point de vue de son influence sur la constitution de la femme. Nous avons passé successivement en revue les divers effets de la maternité, tâchant d'en faire ressortir les avantages et les inconvénients. J'ai toujours eu en vue cette importante question : la grossesse est-elle utile ou nuisible à la santé générale de la femme? Évidemment la question est trop complexe pour qu'on puisse répondre directement par un *oui* ou par un *non;* et voilà pourquoi j'ai écrit les pages qui précèdent.

Maintenant que j'ai expliqué toute ma pensée, malgré ce nombreux cortége d'accidents, de complications et même de maladies auxquelles sont exposées les femmes en devenant mères, il m'est permis de conclure en disant, avec M. Michel Lévy, que la nature a placé du côté de la maternité les chances les plus fortes de santé et de longévité. « Il faut, pour cela, que la croissance soit finie au moins sensiblement, que les forces soient abondantes, et que la maladie de quelque organe ne vienne point en absorber une grande partie; alors c'est là l'écoulement naturel d'un surcroît de pouvoirs, et souvent un moyen de prévenir des maladies qui vont se fixer sur certains organes, par un excès d'action dont ils deviennent le siége » (1).

Il ne me reste plus qu'à exprimer le regret de n'avoir pu être plus complet dans un sujet si intéressant, puisqu'il embrasse toute la pathologie de la femme ; mais je ne pouvais me permettre de plus grands développements dans un travail pour lequel des limites m'étaient imposées.

(1) Dr P. David. — Thèse inaugurale, 1834.

TABLE DES MATIÈRES

Pages.

INTRODUCTION 5

PREMIÈRE PARTIE.

TRANSFORMATION PHYSIOLOGIQUE DE LA FEMME DEVENUE MÈRE. 11

CHAPITRE Ier. — Transformation physique.............. 12

§ Ier. — Modifications anatomiques................ 12

1. Organes sexuels.............................. 12

2. Autres organes : foie.................... 16

cœur et sang............ 16

peau.................... 18

seins................... 19

§ II. — Modifications fonctionnelles.............. 19

1. Reproduction.............................. 20

2. Digestion.................................. 21

3. Circulation................................ 22

4. Respiration et phonation.................. 23

5. Innervation................................ 24

§ III. — Résultat général de la grossesse sur l'organisation féminine. Parallèle entre le célibat et la maternité.................................. 24

CHAPITRE II. — Transformation morale................ 33

Coordination de l'instinct génital. — Harmonie des rapports qui doivent exister entre le physique et le moral. — Summum du développement intellectuel. — Vie de famille. — Amour maternel.................................. 33

SECONDE PARTIE.

TRANSFORMATION PATHOLOGIQUE. 43

CHAPITRE III. — Prédispositions pathologiques de la femme-mère.......... 45

§ Ier. — Maladies locales ou du système génital...... 46

1. Maladies de l'ovaire, des trompes et des ligaments utérins.......... 49
2. Maladies de l'utérus.......... 57
3. Maladies du vagin et de la vulve.......... 64

§ II. — Maladies générales.......... 69

1. Fièvre puerpérale.......... 70
2. Diathèse purulente. — Pyogénie.......... 72
3. Fibrinose du sang. — Inopexie. — Phlébite. — Obstructions artérielles.......... 73
4. Phlegmasies : — des plèvres, — du poumon. — Rhumatisme génital. — Arthrite puerpérale. — Endocardite ulcéreuse.......... 75
5. Goître aigu. — Hypertrophie cardiaque...... 78
6. Éruptions cutanées.......... 79
7. Ostéomalacie.......... 80
8. Diathèse hydropique.......... 81
9. Convulsions éclamptiques et tétaniques...... 84
10. Paralysies puerpérales.......... 85
11. Folie puerpérale.......... 86

CHAPITRE IV. — Influence de la grossesse sur les maladies intercurrentes ou déjà existantes.......... 95

I. Maladies épidémiques et endémiques.......... 99
II. Maladies fébriles.......... 103
III. Maladies inflammatoires.......... 106
IV. Maladies virulentes et diathésiques.......... 108
V. Maladies sporadiques diverses.......... 113

A. PARENT, imprimeur de la Faculté de Médecine, rue M^{r}-le-Prince, 31.

www.ingramcontent.com/pod-product-compliance
Ingram Content Group UK Ltd.
Pitfield, Milton Keynes, MK11 3LW, UK
UKHW021105220726
13924UKWH00004B/1519

9 782019 94247